LIÇÕES PARA CUIDAR BEM DO CORAÇÃO

EDITORA ATHENEU

São Paulo	*Rua Jesuíno Pascoal, 30* *Tel.: (11) 2858-8750* *Fax: (11) 2858-8766* *E-mail: atheneu@atheneu.com.br*
Rio de Janeiro	*Rua Bambina, 74* *Tel.: (21)3094-1295* *Fax: (21)3094-1284* *E-mail: atheneu@atheneu.com.br*
Belo Horizonte	*Rua Domingos Vieira, 319 — conj. 1.104*

CAPA E PRODUÇÃO EDITORIAL: Sandra Regina Santana

CIP-BRASIL. CATALOGAÇÃO NA PUBLICAÇÃO
SINDICATO NACIONAL DOS EDITORES DE LIVROS, RJ

N671c
Nobre, Fernando
Caras e caros ouvintes da CBN : Lições para Cuidar Bem do Coração / Fernando Nobre. - 1. ed. - Rio de Janeiro : Atheneu, 2018.
il.

Inclui bibliografia
ISBN 978-85-388-0788-9

1. Hipertensão - Obras populares. 2. Sistema cardiovascular - Obras populares. I. Título.

CDD: 616.132
18-47487 CDU: 616.12-008.331.1

Este livro guarda diferenças muito distintas entre os outros tantos que já escrevi e publiquei sobre assuntos afeitos à medicina. Tem um formato coloquial – sobretudo instrutivo e educativo –, sem referências bibliográficas formais, embora muitas das informações nele contidas sejam decorrências de publicações em revistas médicas e/ou apresentadas em congressos de cardiologia no Brasil e exterior.
Em algumas circunstâncias, há a informação das fontes e, em alguns casos, a referência a nomes dos profissionais que produziram o conteúdo citado.
Em nenhuma hipótese, objetiva definir diagnósticos, determinar condutas ou orientar tratamentos, mesmos os fundamentados nas mais robustas evidências de benefícios, como mudanças de estilo de vida.
Os dados apresentados nos vários textos deverão servir de orientações e objetivos a serem discutidos com profissionais de saúde habilitados a determinações de diagnósticos, tratamentos e prevenção, com base nas informações neles contidas.
A medicina, como as demais ciências, atualmente sofre mudanças céleres em função de novos conhecimentos e mais recentes estudos.
Assim, alguns dados contidos em *Lições para Cuidar bem do Coração* poderão ter sofrido modificações em razão desses novos conhecimentos.
Como não se propõe a ser uma obra científica com os rigores inerentes a esse tipo de publicação, deve ser compreendida como um conjunto de informações para educação e orientações em saúde cardiovascular. Nada mais do que isso.

FERNANDO NOBRE
Lições para Cuidar bem do Coração

Fernando Nobre

Caros e caras ouvintes da CBN...

LIÇÕES PARA CUIDAR BEM DO CORAÇÃO

90 anos 1928•2018 Atheneu #orgulhodefazer90anos

CBN A RÁDIO QUE TOCA NOTÍCIA RIBEIRÃO PRETO 90,5FM

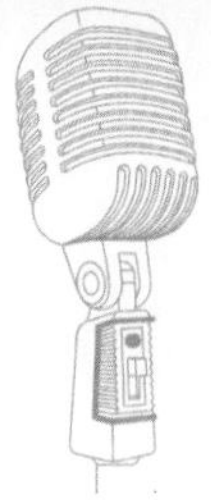

Agradecimentos

Agradeço aos que me ouviram na CBN Ribeirão Preto e, assim, motivaram a publicação deste livro.

À **Editora Atheneu**, que, mais uma vez, se tornou parceira com competência e seriedade - características de seu constante trabalho - meus agradecimentos.

À **Rádio CBN Ribeirão Preto**, que, ao me convidar para uma participação semanal em sua programação, me estimulou a trabalhar para publicar parte dessas orientações sobre prevenção de doenças cardiovasculares.

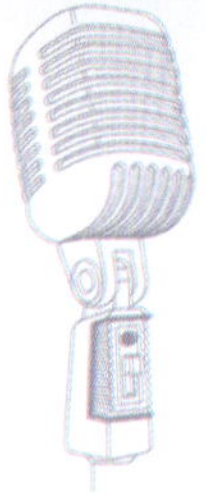

O Autor

Fernando Nobre é Cardiologista com especialização em Hipertensão Arterial.

Formado pela Faculdade de Medicina de Ribeirão Preto da Universidade de São Paulo (FMRP-USP), é Professor Doutor por essa mesma universidade.

Coordenador do Serviço de Cardiologia do Hospital São Francisco de Ribeirão Preto.

Presidente do Departamento de Hipertensão Arterial da Sociedade Brasileira de Cardiologia de 1994 a 1996.

Presidente da Sociedade Brasileira de Hipertensão de 2009 e 2010.

Fellow do American College of Cardiology e da European Society of Cardiology.

Tem 26 livros publicados, tendo ganhado, em 2006, o **Prêmio Jabuti** como melhor livro na categoria Ciências da Saúde.

Desde 5 de março de 2013, é comentarista da **CBN Ribeirão Preto**, participando semanalmente do **CBN Saúde** com comentários e orientações sobre doenças cardiovasculares e suas prevenções.

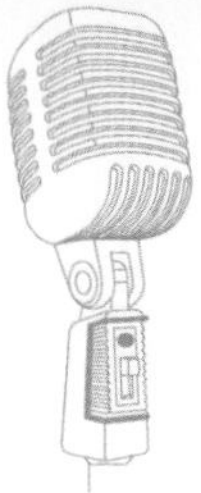

Colaboradores

Luiz Alberto Hetem

Psiquiatra

Título de Especialista pela Associação Brasileira de Psiquiatria e Associação Médica Brasileira

Doutor em Saúde Mental pela Faculdade de Medicina de Ribeirão Preto da Universidade de São Paulo (FMRP-USP)

Pós-doutorado no Hospital Civil de Estrasburgo (França)

José Ernesto dos Santos

Nutrólogo

Professor Sênior Associado do Departamento de Clínica Médica da Faculdade de Medicina de Ribeirão Preto da Universidade de São Paulo (FMRP-USP)

Pedro Shwartzmann

Cardiologista

Médico Contratado do Centro de Cardiologia do Hospital das Clínicas da Faculdade de Medicina de Ribeirão Preto da Universidade de São Paulo (FMRP-USP)

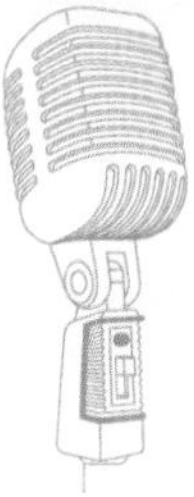

Apresentação

Minha ligação com o rádio é antiga e forte.

Na infância, boa parte dela vivida na zona rural, era ele a forma de comunicação e entretenimento.

Lembro-me muito bem de que era preciso ligá-lo com antecedência para que as válvulas aquecessem e o som pudesse ser ouvido.

Coisas do passado!

Mais tarde, aluno da Faculdade de Medicina de Ribeirão Preto da Universidade de São Paulo, precisando trabalhar, fiz um teste para ser programador musical da extinta rádio Renascença de Ribeirão Preto.

O entrevistador, competente jornalista e diretor dessa emissora, Sebastião Porto, ao final da entrevista, deu-me a desejada resposta:

– Você está empregado e poderá trabalhar em suas horas de folga da faculdade.

Acrescentou, então, que, pela entrevista e qualidade da minha voz (segundo sua avaliação), trabalharia como locutor. Lá, trabalhei por mais de um ano, à noite, até que outra oportunidade de trabalho paralelo aos meus estudos de medicina surgisse. Ganhei algum dinheiro nessa fase da vida e muita experiência que me veio auxiliar mais tarde, e muito, como médico e professor.

Novamente, outra aproximação com o rádio surgiu.

As atividades da CBN Ribeirão Preto teriam início em 5 de março de 2013. Então médico cardiologista, recebi dias antes uma ligação da diretoria da emissora com o convite para ter uma participação semanal como comentador de assuntos relacionados à cardiologia e de interesse à população.

Pensei pouco sobre a excitante proposta e respondi aceitando o convite, definindo que faria um programa, com orientações sobre prevenção das doenças cardiovasculares, a primeira e mais impactante causa de mortalidade no Brasil e no mundo.

As repercussões positivas e as mensagens recebidas de pessoas conhecidas (e mesmo de anônimas) cada vez me moviam para a continuidade do trabalho que se tornou mais uma gratificação profissional do que um simples compromisso assumido. Sem uma razão especial, algo quase intuitivo, sempre iniciei meus comentários com as palavras ***"caros e caras ouvintes da CBN"...***

Muitas pessoas que me encontravam referiam-se a esse bordão para, a seguir, me dizerem que haviam gostado muito do meu último comentário ou de algum em especial.

Várias passaram a me incentivar para transformar na publicação de um livro essas orientações úteis à saúde do coração.

A ideia se consolidou e surge como fruto da minha nova relação com o rádio este livro: ***Caros e Caras Ouvintes da CBN... Lições para Cuidar bem do Coração***. Coisas do presente!

As tratativas com a CBN Ribeirão Preto foram tomando forma e as discussões, ampliando a abrangência do livro. Convidei três colaboradores que, nas suas respectivas áreas de atuação, produziram textos relacionados a temas de grande impacto na saúde cardiovascular: Luiz Alberto Hetem, José Ernesto dos Santos e Pedro Shwartzmann.

A Editora Atheneu aquiesceu de imediato ao convite e aceitou a tarefa de ser a editora do livro.

Álvaro Avezum, competente colega, um ícone da Cardiologia no Brasil, aceitou gentilmente o meu convite para fazer o Prefácio.

Espero que este livro cumpra com o mesmo papel que tenho desempenhado em minha vida profissional como professor de medicina e cardiologista no cuidado com as doenças cardiovasculares, em geral, e com a prevenção delas, em particular.

Fernando Nobre

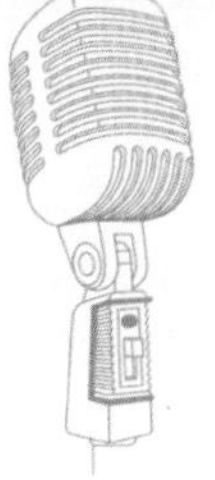

Prefácio

As doenças cardiovasculares podem ser prevenidas e é possível prolongar nossa existência. Dentro dessa assertiva clara e que interessa, indistintamente, a todos nós, o Professor Doutor Fernando Nobre, meu amigo, Fernando, desenvolve, por meio de sua conhecida e reconhecida didática científica, o caminho para evitarmos o adoecimento cardiovascular e, consequentemente, aumentarmos nossa expectativa de vida.

Sinto-me honrado pela oportunidade de prefaciar este livro contendo informações científicas de utilidade clínica acessível à população brasileira. Fruto de muita dedicação em pesquisa e ensino como Professor de Medicina na Faculdade de Medicina da Universidade de São Paulo, em Ribeirão Preto, ele fornece conhecimentos úteis para entendermos como fatores de risco podem aumentar ou reduzir o risco de infarto do miocárdio ("ataque cardíaco") e acidente vascular cerebral ("derrame") na população.

Trata-se de informações baseadas em comprovação científica com a característica única da clareza para fornecer compreensão e mudanças de estilo de vida para redução de doenças cardiovasculares. Este livro é ferramenta essencial para o empoderamento do indivíduo em relação a sua saúde cardiovascular, pois, em termos o conhecimento, passamos a ter o poder de mudarmos e evitarmos ou postergarmos o adoecimento cardiovascular.

As doenças cardiovasculares constituem a causa principal de morte no mundo e em nosso país. Cerca de 400.000 casos de infarto do miocárdio e 500.000 casos de acidente vascular cerebral ocorrem no Brasil a cada ano. Por meio da prevenção e do controle dos fatores de risco associados com IAM e com AVC, conseguimos evitar 90% desses casos. Dr. Fernando Nobre nos mostra que fatores como tabagismo, hipertensão arterial, diabetes, colesterol, sedentarismo, obesidade, alimentação não saudável, estresse e depressão são fatores facilmente identificáveis e passíveis de modificação.

Essas informações acumuladas ao longo de décadas mostrando que esses fatores de risco aumentam a ocorrência de eventos cardiovasculares e que determinadas intervenções podem reduzir esse risco são sobejamente conhecidas pela classe médica e por profissionais de saúde que atuam em prevenção. Entretanto, etapa fundamental para podermos melhorar a saúde cardiovascular da população é a divulgação desse conhecimento de modo simples e didático. Assim, o indivíduo, por conhecer e reter esse conhecimento, torna-se capaz de ser o agente modulador de sua própria saúde. Dr. Fernando Nobre nos concede a possibilidade de conhecermos para agirmos em prol de nossa saúde cardiovascular.

Recentemente, novos fatores de risco têm sido pesquisados e salientamos, dentre eles, a Espiritualidade como potencial fator para entendermos o adoecimento cardiovascular – assunto também tratado neste livro.

Por fim, registro orgulhosamente nossa amizade sedimentada em diálogos edificantes e gratificantes visando ao aprimoramento existencial.

Boa leitura e que esses conhecimentos possam ser úteis para uma vida longa e saudável a todos.

Seu coração agradecerá!

Álvaro Avezum

Diretor da Divisão de Pesquisa do Instituto Dante Pazzanese de Cardiologia, São Paulo. Professor Livre-Docente do Departamento de Cardiopneumologia da Universidade de São Paulo.

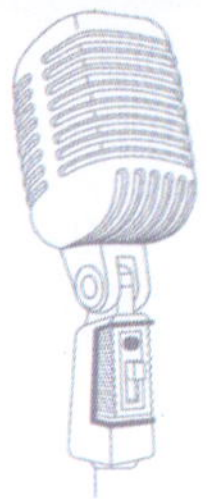

Sumário

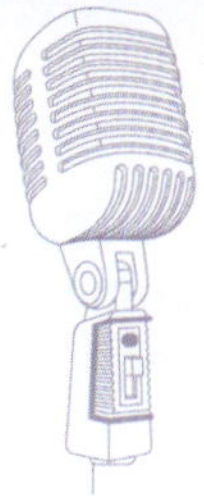

Hipertensão arterial

De modo geral são consideradas hipertensas pessoas que apresentam repetidas medidas (pelo menos duas vezes em dois diferentes momentos) iguais a ou maiores que 14 × 9.

Considerando-se esses valores, a prevalência de hipertensão arterial (HA) vem aumentando no Brasil ao longo do tempo.

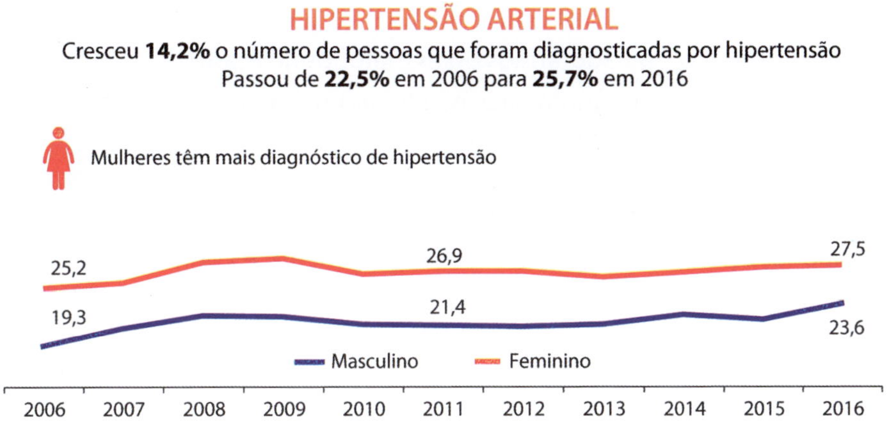

Prevalência populacional (por gêneros) de hipertensão arterial no Brasil, de 2006 até 2016 (Vigitel – Vigilância de fatores de risco e proteção para doenças crônicas por inquérito telefônico – Ministério da Saúde).

Metade de uma população de mil e cem voluntários avaliados no Canadá não sabia que tinha pressão alta, só passando a conhecer o diagnóstico após essa avaliação.

Se considerarmos que o mundo todo reconhece a hipertensão arterial como uma assassina silenciosa, pois é quase sempre assintomática, podemos acrescentar que, além de a doença cursar sem sintomas, causando muitos males ao organismo, é também desconhecida de metade dos seus portadores.

Isso não é diferente em nosso país, lamentavelmente!

Com otimismo, podemos dizer que, no Brasil, metade da população com hipertensão, igualmente aos canadenses, também não conhece sua condição de hipertensa.

Igualmente dramático é o fato de que, dos outros 50% que têm o diagnóstico conhecido, somente a metade novamente – ou 25% do total – está sendo tratada regularmente.

Se considerarmos que a hipertensão é o principal dos fatores de risco para ataques cardíacos e derrame cerebral, além de doenças renais, um alerta deve ser disparado em todo o mundo, com o Brasil obviamente incluído, para os riscos da doença e da falta de diagnóstico e tratamento.

Em estudos realizados em alguns países, a medida da pressão arterial para se chegar ao diagnóstico de hipertensão foi feita de maneira rotineira, em postos móveis de atendimento, com custo muito baixo e benefícios muito expressivos.

Por que, então, não adotarmos esses métodos no Brasil?

Não é nova essa pergunta, mas não há um novo projeto que chegue a tão simples e significativos resultados.

Afinal, não acabamos de definir a doença como uma assassina silenciosa? Poderá ser também desconhecida

Não faça parte desse grupo. Meça regularmente e conheça o valor da sua pressão arterial.

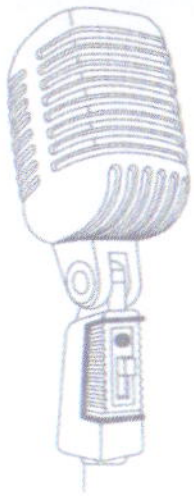

Colesterol alto

Colesterol é uma substância presente normalmente no sangue com funções bem definidas no corpo humano. Algumas substâncias necessárias à vida são produzidas tendo como matéria-prima o colesterol.

Entretanto, o seu excesso é prejudicial, pois participa da formação de placas que obstruem parcial ou totalmente as artérias.

A formação das placas ateroscleróticas é um processo lento e evitável com controle dos fatores de risco, como hipertensão, obesidade, sedentarismo e, naturalmente, o controle do colesterol.

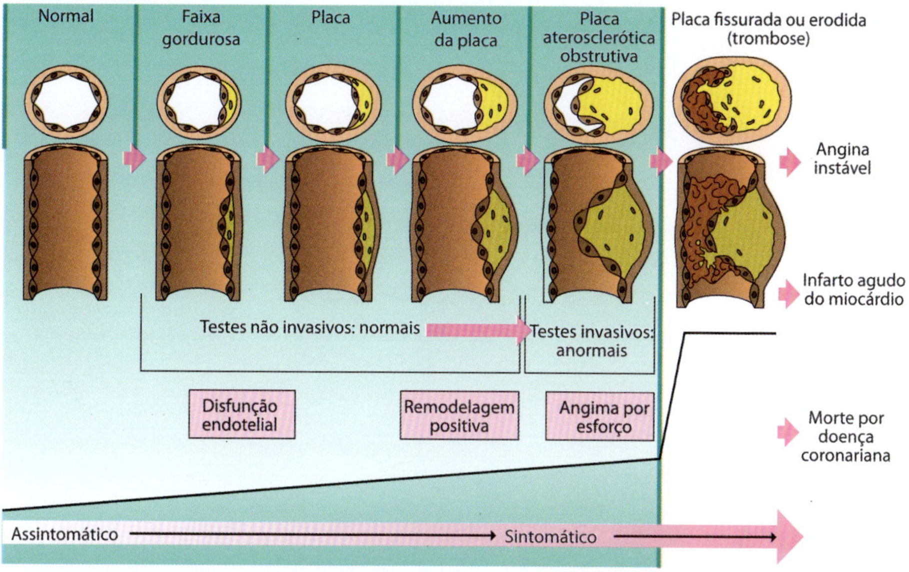

Processo de formação da placa aterosclerótica por deposição de colesterol na parede da artéria coronária. Da esquerda para a direita, a artéria normal até a oclusão total pela formação de um trombo sobre a placa.

Quando fazemos a dosagem do colesterol no sangue, temos três resultados a serem analisados: colesterol total (CT), que como o próprio nome sugere é a soma dos vários tipos; HDL colesterol (HDL-c), conhecido como "protetor" ou o "bom colesterol", e LDL colesterol (LDL-c), que é o tipo relacionado à formação das placas e responsável pela aterosclerose. Em termos numéricos, uma dosagem de CT acima de 200 já é risco, sendo considerados os valores alterados de acordo com o risco individualizado de cada paciente. De toda forma, podemos dizer que o LDL-c igual a ou maior que 130 mg precisa de cuidados. Esses valores desejados para um bom controle poderão ser ainda menores se, por exemplo, a pessoa já teve infarto, derrame ou tem diabetes.

O conhecimento sobre qual o seu nível de risco para o controle ideal, atingindo-se as metas necessárias, deve ser obtido com seu médico, que lhe dará, seguramente, as melhores condutas e orientações.

Por outro lado, o HDL-c, pelo seu efeito protetor, está entre os raros exames de laboratório em medicina que desejamos que sejam altos.

Aproximadamente 17% dos adultos devem ter alguma forma de alteração do colesterol, que pode ser tratada com mudanças de estilo de vida e, quando necessário, com a utilização de medicamentos específicos sob estrita orientação médica.

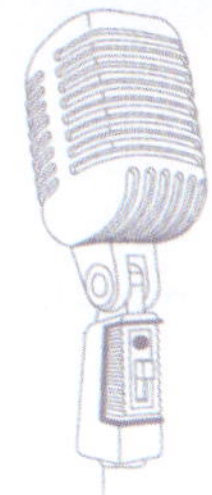

Diabetes

Diabetes é definido como uma alteração da quantidade de açúcar no sangue.

Em geral, mais de uma medida em diferentes momentos e em jejum com valores iguais a ou maiores que 126 mg confirmam o diagnóstico.

Entretanto, como para qualquer outra doença, a confirmação do diagnóstico é atribuição específica do médico.

Há dois tipos de diabetes: o chamado tipo I (raro e que ocorre em torno de 5%) e o tipo 2 ou "diabetes do adulto", mais comum e presente em aproximadamente 95% de todos os casos.

É possível que 10% dos adultos no Brasil tenham diabetes do tipo 2, havendo quase 12 milhões de diabéticos no país. A projeção para 2035 é de 20 milhões! Ser diabético representa risco três vezes maior de um infarto do coração, só superado pelo uso abusivo dos cigarros!

É possível o tratamento sem uso de medicamentos, representado por mudanças de estilo de vida, com prática regular de exercícios físicos, dieta controlada com ingestão de calorias, consumo limitado de açúcares, entre outros.

O excesso de peso dificulta a ação da insulina, que é o hormônio produzido pelo pâncreas responsável por "queimar" o açúcar.

Estudo provindo da Comunidade de Framingham, nos Estados Unidos, criou um conjunto de dados que podem prever o aparecimento do diabetes.

É importante estar atento a eles e discutir o assunto com o seu médico.

De acordo com o Estudo de Framingham (JAMA. 1979;241(9):2035-9), é possível estimar a probabilidade de uma pessoa tornar-se diabética nos próximos oito anos, com os dados da coluna à esquerda da tabela. Tais dados são fáceis de ser obtidos e a cada um é atribuído um número. Somando-se os valores, deve-se consultar a coluna à direita, para estimar a porcentagem de o indivíduo tornar-se diabético nos próximos oito anos. Considerar IMC (índice de massa corporal) = Peso em kg/altura em metro ao quadrado.

Glicemia de jejum (100-126 mg/dl)	10
IMC = 25-29 kg/m^2	2
IMC > 30 kg/m^2	5
HDL < 40 mg/dl (H) < 50 mg/dl (M)	5
História familiar de diabetes	3
Triglicérides > 150 mg/dl	3
PA > 135 × 85 mmHg (tratada)	2

Pontos	**Risco % (8 anos)**
≤ 10	< 3
11	4
12	4
13	5
14	6
15	7
16	9
17	11
18	13
19	15
20	18
21	21
22	25
23	29
25	33
≥ 25	> 35

Exercícios físicos programados e dietas com muito baixo teor de açúcar, massas, refrigerantes, cerveja e álcool contribuem para um melhor controle da doença.

DIABETES

Cresceu em **61,8%** o número de pessoas diagnosticadas com diabetes
Passou de **5,5%** em 2006 para **8,9%** em 2016

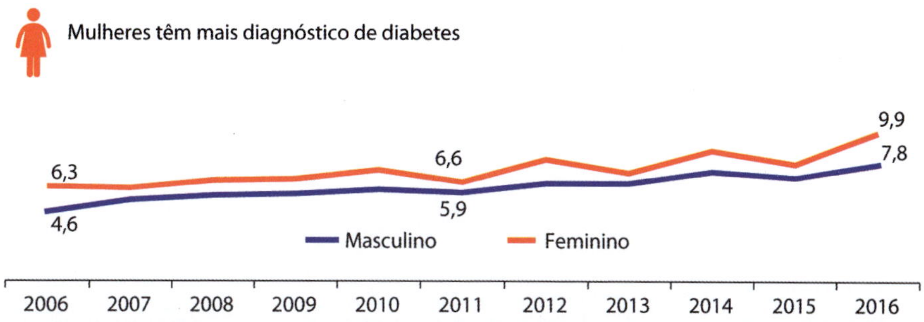

Pessoas com diabetes (%), por gênero, de 2006 até 2016. (Vigitel – Vigilância Telefônica – Ministério da Saúde).

É preciso ter cuidado com os produtos *light*, que têm menos, mas não são isentos de açúcares.

Há, atualmente, um número de medicamentos com diversos modos de ação, que, com as mudanças de estilo de vida, fazem bom controle do diabetes.

Os tratamentos tanto sem como com medicamentos para os diabéticos devem ser orientados por médicos e também, via de regra, serão mantidos por toda a vida, como os tratamentos para a hipertensão e o colesterol alto.

Controlar o diabetes é obter benefícios claros na evolução e no prognóstico das doenças cardiovasculares.

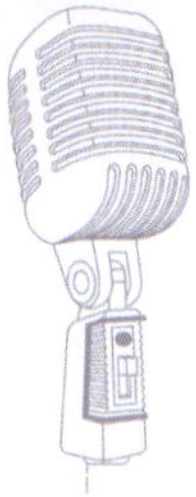

Obesidade

Fazer o diagnóstico de obesidade é bem mais do que a simples observação de uma característica fora dos padrões usuais.

Obesidade é doença identificada no Código Internacional de Doenças da Organização Mundial da Saúde pelo impacto como fator de risco para o desenvolvimento de várias doenças decorrentes dela, como diabetes, hipertensão, alterações do colesterol e dos triglicérides.

O índice de massa corporal (IMC) define sobrepeso e obesidade. Pode ser obtido dividindo-se o peso em quilo pela altura × a altura novamente (ou seja, o quadrado da altura em metro).

IMC (Índice de Massa Corporal) = Peso (em kg) ÷ Estatura^2 (em m)

Assim, por exemplo, um homem de 1,75 m com 96 kg terá IMC = 96 ÷ 3,06 (que é 1,75 × 1,75) = 31 kg/m^2.

Consideramos normal de 18 até 24,9, com sobrepeso de 25 a 29,9 e, acima de 30, obesidade, que pode ser estratificada em três níveis: até 34,9 igual à leve, de 35 a 39,9 igual à moderada e acima de 40 igual à mórbida.

No exemplo dado, temos um homem com obesidade leve.

COMO MEDIR A CIRCUNFERÊNCIA ABDOMINAL

Parte inferior das costelas

Cintura

Ponto mais alto do osso do quadril

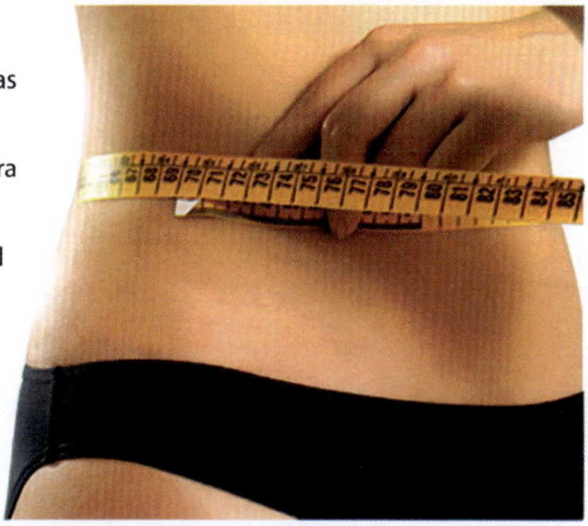

Outra forma de avaliar é medir a circunferência abdominal. Para homens, não pode ser maior que 102 cm e, para mulheres, 88 cm.

A obesidade concorre para o dobro de chance de um infarto do coração, por exemplo.

Ainda mais, o excesso de peso dificulta a ação da insulina, que é o hormônio que "queima" o açúcar e, assim, torna mais fácil o aparecimento de diabetes – doença muito grave.

Risco de complicações metabólicas de acordo com a medida da circunferência abdominal em homens e mulheres.

	Risco	
	Aumentado	**Muito aumentado**
Homens	≥ 94 cm	≥ 102 cm
Mulheres	≥ 80 cm	≥ 88 cm

A obesidade tornou-se uma epidemia mundial nos últimos anos, fruto de grande inatividade física e abuso de alimentos, sobretudo os calóricos.

Estima-se que no Brasil a obesidade esteja em torno de 19% nos homens e 18% nas mulheres, enquanto algum grau de excesso de peso represente mais de 50% da população!

EXCESSO DE PESO

Excesso de peso cresceu **26,3%** em dez anos
Passando de **42,6%** em 2006 para **53,8%** em 2016

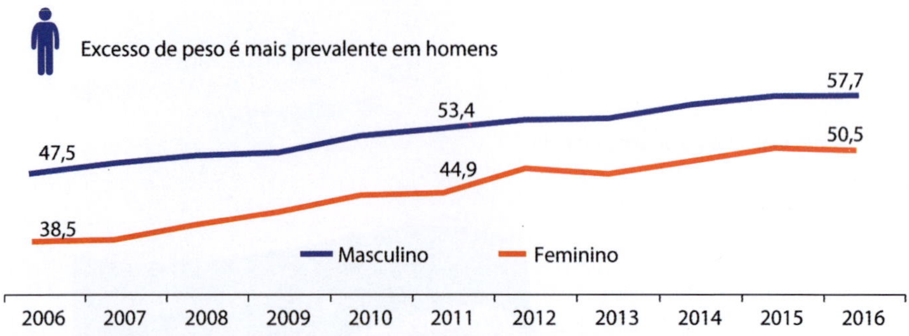

Evolução do excesso de peso [IMC = peso (kg)/ altura (m)²) < 30 kg/m², no Brasil (Vigitel – Vigilância Telefônica) – Ministério da Saúde de 2006 até 2016.

O tratamento da obesidade deve basear-se em dietas rigorosamente prescritas por médicos nutrólogos ou por nutricionistas.

OBESIDADE

Obesidade cresceu **60%** em dez anos
De **11,8%** em 2006 para **18,9%** em 2016

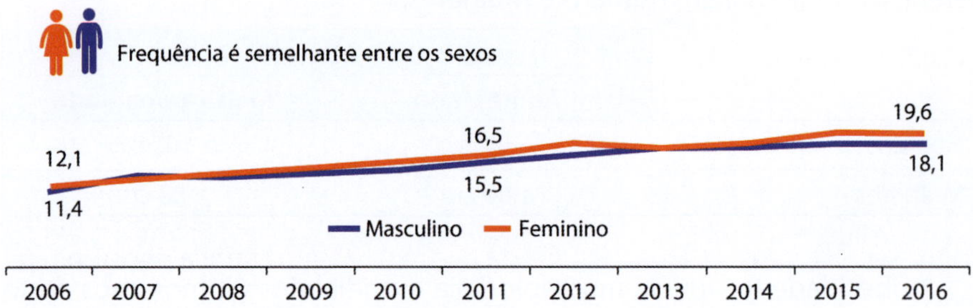

Medicamentos para inibir o apetite são ainda controversos e sua utilização não é recomendada de modo geral.

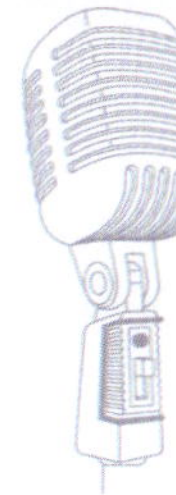

Tabagismo

Dentre os fatores de risco – definidos como situações que, quando presentes, concorrem para o aparecimento de uma doença se ainda não está presente ou seu agravamento, se já existe –, o tabagismo é o primeiro na avaliação de agravos à saúde cardiovascular.

Anteriormente definido como "estilo de vida", é hoje reconhecido como dependência química, expondo os fumantes a inúmeras substâncias tóxicas.

O tabagismo está relacionado a cinco milhões de mortes por ano em todo o mundo, sendo quatro milhões delas em homens e um milhão em mulheres.

Há evidente aumento do risco de mortalidade por infarto, derrame, bronquite, enfisema e câncer com o uso de cigarros em qualquer quantidade.

No estudo Interheart – o mais completo sobre fatores de risco nas populações de mais de 50 países, incluindo o Brasil –, o ato de fumar cigarros, nas mais diversas quantidades ao dia, representou um risco três vezes maior comparando-se pessoas que fumam com aquelas que nunca consumiram tabaco.

No Brasil, um estudo similar mostrou que fumar mais do que cinco cigarros – cinco cigarros! – representou risco quase seis vezes maior!

Para aqueles que fumam menos do que esse número, o risco é quase o dobro.

A prevalência de consumo de cigarros no Brasil é variável.

Em Porto Alegre, a prevalência observada em 2007 foi de 21,7% e a mais baixa em Salvador, nessa mesma época, de 11,5%.

Lamentavelmente, em muitos locais, o consumo de cigarros está sendo maior entre as mulheres do que em homens, expondo-as a risco crescente.

Boa Vista, Curitiba, Goiânia e Rio de Janeiro são exemplos de cidades onde esse fato é observado.

Por outro lado, em 2013, a prevalência de tabagismo no Brasil foi de 14% nos homens e 9% nas mulheres. Redução a ser comemorada!

Em 2017, estimou-se que 12% da população era tabagista.

O tratamento mais eficaz é a abolição do vício. A tolerância ao consumo de tabaco é zero.

Há medicamentos disponíveis capazes de contribuir para a cessação do vício, o que deverá ser feito sempre com orientação médica.

À medida que passa o tempo após a interrupção do vício, o risco decresce significativamente.

Com relação ao tabagismo, vale lembrar o que temos sempre afirmado: o melhor tratamento será sempre a prevenção.

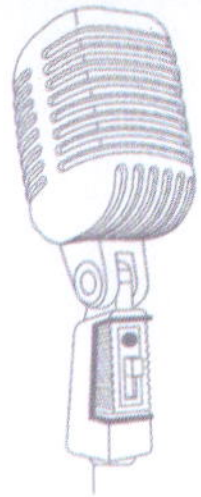

Sedentarismo ou inatividade física

Devemos iniciar estabelecendo as condições que definem pessoas que não têm atividade física ou são consideradas sedentárias.

Segundo conceito do Ministério da Saúde, inatividade física é considerada quando os indivíduos informam que:

- não têm praticado atividade física no lazer nos últimos três meses.
- não realizam esforços físicos intensos no trabalho (não andam muito, não carregam peso nem fazem outras atividades equivalentes em termos de esforço físico).
- não se deslocam para o trabalho a pé ou de bicicleta, por exemplo.
- não realizam limpeza de suas casas.

A inatividade física está relacionada a riscos bem estabelecidos para maior ocorrência de infarto, hipertensão, diabetes, osteoporose, obesidade, alterações intestinais, entre outros.

A Organização Mundial da Saúde (OMS) estima que a inatividade física seja responsável por 2 milhões de mortes no mundo, dos quais 22% por infarto e aproximadamente 15% por diabetes, não sendo só responsável por maior ocorrência de doenças desse tipo, mas também de cânceres dos intestinos e de mama.

Se, por um lado, a inatividade física é um risco para tantos agravos à saúde, por outro a prática regular de exercícios pode resultar em aproximadamente 20% de redução do risco de infarto do coração.

ATIVIDADE FÍSICA NO TEMPO LIVRE

Cresce a prática de atividade física no tempo livre
Em 2009 o indicador era **30,3%** e, em 2016, **37,6%**
A prevalência diminui com a idade, sendo mais frequente entre os jovens de 18 a 24 anos

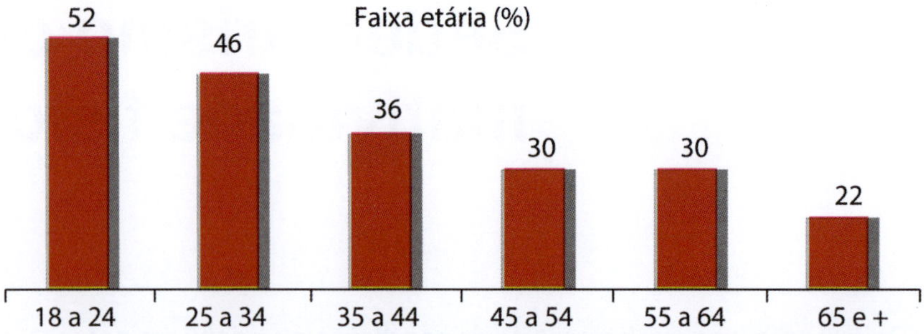

Equivalente a pelo menos 150 minutos de atividade física moderada por semana.

Atividade física por faixa etária no tempo livre (Vigitel – Vigilância Telefônica – Ministério da Saúde)

Entretanto, a prática de atividades físicas no lazer detectada em estudo do Ministério da Saúde foi pequena, variando entre 11% e 20% em São Paulo e Vitória, por exemplo.

Mais de um terço dos indivíduos não realiza nenhuma atividade física.

Por tudo isso, as atividades devem ser estimuladas, considerando o estado de cada um, suas condições de saúde, idade e após avaliação e orientação médica.

Vale lembrar, como sempre temos afirmado, que o melhor tratamento é sempre a prevenção.

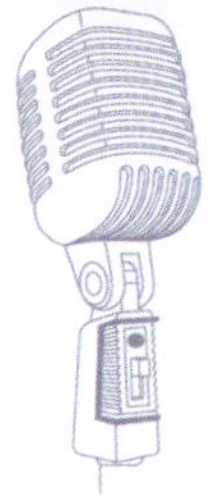

Álcool como fator de risco

O álcool está entre os fatores que podem determinar proteção cardiovascular!

Houve demonstração de redução de até 9% de infarto em consumidores moderados de álcool, embora possa haver mais chance de AVC com seu uso.

O que é o consumo aceitável de álcool como proteção cardiovascular? O consumo de até 30 g ao dia para homens e 15 g para mulheres. Essa quantidade é obtida com 300 ml de vinho, uma cerveja ou duas latas, ou duas doses convencionais de destilados.

Ressalvas devem ser feitas, entretanto, ao consumo de álcool, ainda que nessas doses aparentemente benéficas:

- O uso de bebidas alcoólicas pode levar a outros problemas de saúde, como os gastrintestinais.
- Pode haver o desenvolvimento de dependência química, o que representa uma das mais graves e deletérias à saúde.

Tem havido na imprensa uma ampla discussão sobretudo dos benefícios determinados pelo uso do vinho, por conter substâncias benéficas à saúde cardiovascular. Devemos avaliar esses possíveis benefícios com cuidado.

Pessoas questionam, às vezes, se em função desses benefícios elas deveriam começar a consumir doses moderadas de vinho às refeições com o objetivo de alcançá-los.

Ressalto que, para aqueles que o utilizam, tenham cuidado e mantenham-no moderadamente, e para aqueles que não tenham esse hábito, não o iniciem para buscar esses potenciais benefícios cardiovasculares. Essas doses de consumo são toleradas, mas jamais recomendadas.

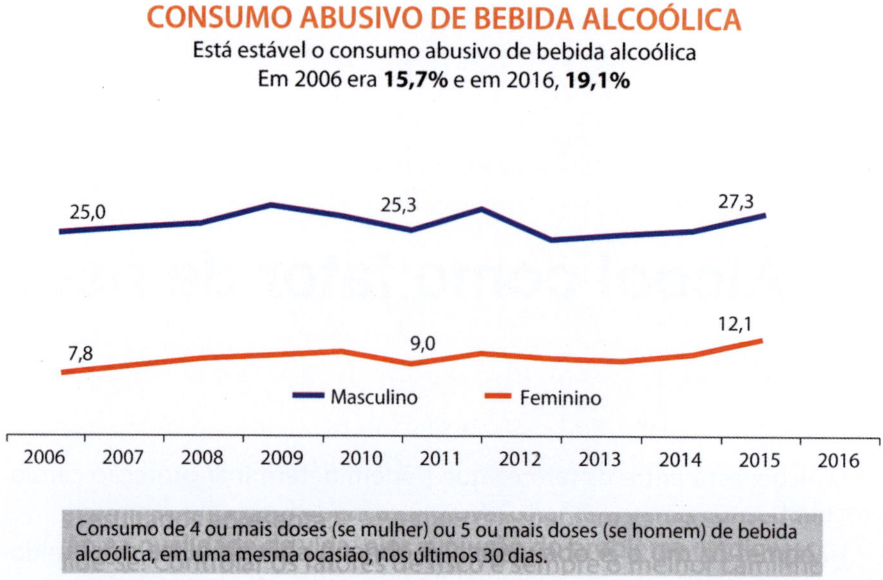
CONSUMO ABUSIVO DE BEBIDA ALCOÓLICA
Está estável o consumo abusivo de bebida alcoólica
Em 2006 era **15,7%** e em 2016, **19,1%**
25,0
25,3
27,3
7,8
9,0
12,1
Masculino
Feminino
2006
2007
2008
2009
2010
2011
2012
2013
2014
2015
2016
Consumo de 4 ou mais doses (se mulher) ou 5 ou mais doses (se homem) de bebida alcoólica, em uma mesma ocasião, nos últimos 30 dias.

Consumo abusivo de bebidas alcoólicas no Brasil, por gênero, entre 2006 e 2016. (Vigitel – Vigilância Telefônica – Ministério da Saúde).

Um outro aspecto a ser considerado é a relação entre o uso de bebidas contendo álcool e a direção de veículos.

Tem havido, com justificada razão, gradativo aumento da fiscalização e da punição aos infratores flagrados ao volante após terem consumido bebidas alcoólicas.

O Ministério da Saúde avaliou esse comportamento observado em 13% dos homens e em apenas 2% entre as mulheres.

A prevenção é o melhor remédio e deve ser representada pela redução dos principais fatores de risco para o desenvolvimento de doenças cardiovasculares, devendo passar, obrigatoriamente, pelas reduções do colesterol alterado, controle da pressão arterial, manutenção de peso corporal adequado, controle do açúcar no sangue, prática de atividades físicas regulares e adequadas e abolição do tabagismo, entre outros.

Quanto ao consumo de álcool, as evidências de benefícios não guardam as mesmas relações do controle desses outros fatores de risco.

ÁLCOOL E DIREÇÃO

Está estável o consumo de qualquer quantidade de consumo de bebida alcoólica antes de dirigir

Em 2011 foi de **5,3%** e em 2016, **7,3%**

Prática de beber e dirigir aumenta nos com maior escolaridade – **12,3%** com mais de 12 anos de estudo contra **3,2%** com até 8 anos de estudos

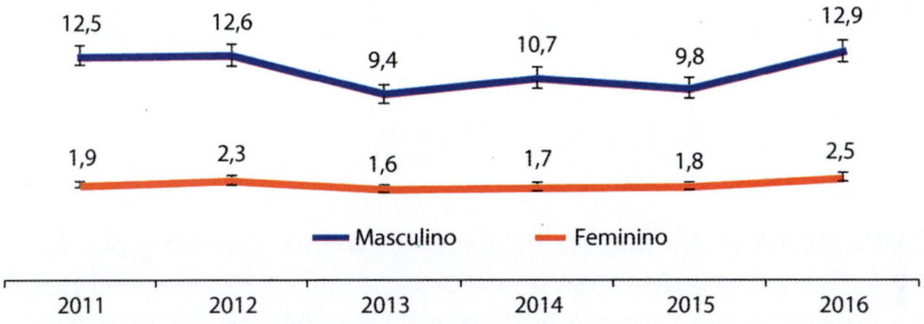

Consumo de bebidas alcoólicas no Brasil e direção de veículos entre 2011 e 2016 (Vigitel - Vigilância Telefônica - Ministério da Saúde).

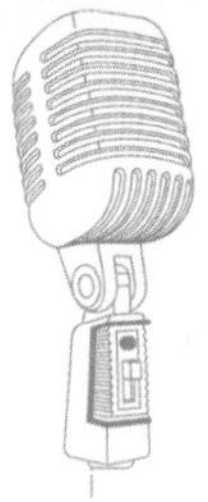

Hábitos alimentares no Brasil

A OMS estima que a ingesta insuficiente (menos de 400 g por dia ou cinco porções diárias) de frutas e verduras possa ser responsável por 2,7 milhões de mortes em todo o mundo e por 31% dos infartos, 11% dos derrames cerebrais e 19% de câncer dos intestinos!

O consumo excessivo de gorduras animais, muito comum nos dias atuais, concorre para alterações do colesterol e por mais da metade dos infartos e 20% dos derrames cerebrais.

Então, fica claro que é preciso ter uma alimentação saudável, balanceada e adequada, com boa distribuição dos diversos tipos de alimentos.

Em meados do século XX, a alimentação no País era composta basicamente de cereais, verduras e legumes e muito pequenas quantidades de gorduras animais. Seguramente, houve uma mudança para hábitos ruins, considerando as últimas décadas.

No Brasil, o padrão alimentar é variável rigorosamente. O consumo de legumes e verduras pelo menos cinco vezes por semana está em torno de aproximadamente 50% da população apenas, sendo maior nas mulheres que nos homens.

É lamentável também que nas faixas mais jovens esse consumo seja ainda menor, ficando em torno de apenas 30%.

O baixo consumo de frutas e hortaliças é ainda mais dramático.

Dentre os jovens de 18 e 24 anos, somente 8% fazem uso regular de frutas e verduras na alimentação.

Por outro lado, o consumo de carnes gordurosas e leite integral vem crescendo, sendo esse hábito mais comum entre os homens.

Refrigerantes são consumidos (pelo menos cinco vezes na semana) por um terço da população adulta e por aproximadamente 40% dos jovens.

É tempo, portanto, de refletirmos sobre a qualidade de nossa alimentação com a visão da prevenção de inúmeras doenças no futuro, lembrando, por fim, que a distribuição alimentar ideal é composta de 50% a 60% de carboidratos, 20% de proteínas, 10% a 20% de gorduras, com idealmente muito baixo consumo (ou zero) de gorduras animais.

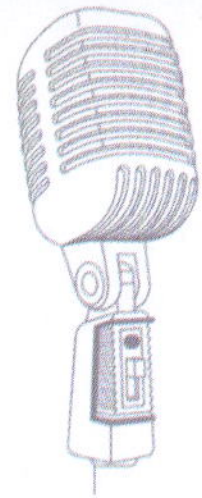

Infarto agudo do miocárdio

Cerca de 300 mil mortes ocorrem no Brasil por conta das doenças cardiovasculares, que são a primeira causa de mortalidade na população adulta. Até há bem pouco tempo, derrames cerebrais representavam, dentre elas, a primeira causa.

Esse cenário se modificou recentemente. Os últimos dados publicados pelo Departamento de Informática do Sistema Único de Saúde (Datasus) mostram discreto aumento de infarto agudo do miocárdio em relação aos derrames.

Em geral, infarto é o resultado da obstrução de uma das artérias coronárias responsáveis pela alimentação de uma área do músculo do coração.

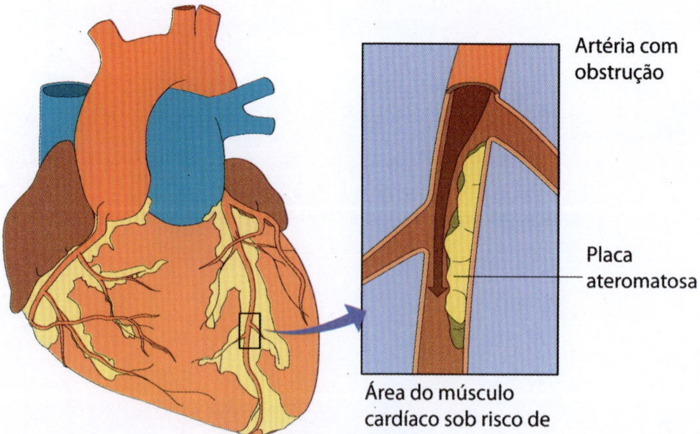

Obstrução, por aterosclerose, de uma artéria coronária (detalhe da figura à direita).

Quando essa placa se instabiliza e a camada que a reveste se rompe, forma-se um trombo nesse local e a área irrigada por esse vaso deixa de receber sangue (destaque marcado na figura à esquerda). Nesse momento, ocorre infarto do coração.

Não havendo tratamento adequado o mais precocemente possível, essa área do coração estará irremediavelmente morta.

Infarto é doença grave e de alta mortalidade. Estima-se que aproximadamente metade dos indivíduos que têm um infarto morre subitamente, antes mesmo de qualquer atendimento médico.

Uns dos determinantes para o melhor prognóstico naqueles que apresentam a doença é a precoce identificação dos sintomas e o mais rápido atendimento médico especializado.

Em geral, são sintomas que indicam infarto: dores fortes no peito ou na boca do estômago, irradiadas ou não para mandíbula, braços ou costas. Não é rara também a ocorrência de náuseas e vômitos, sudorese, palidez cutânea, palpitações, entre outros.

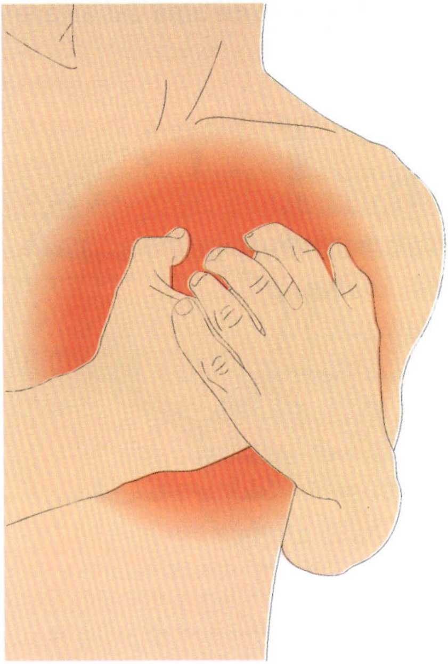

Sintomas que costumam caracterizar um infarto do coração.

Esses sintomas não devem nunca ser minimizados ou ignorados!

O atendimento precoce propicia procedimentos que reduzem substancialmente a mortalidade decorrente do infarto e as suas complicações, sendo possíveis, em muitos casos, a dissolução do trombo que está ocluindo a artéria e a retomada da alimentação ao músculo do coração em sofrimento.

Entretanto, o grande segredo está mesmo no controle dos fatores de risco que, quando presentes, aumentam as taxas de infarto e, se controlados, diminuem-nas.

Assim, devemos manter: controle do colesterol, da pressão arterial, abolição do tabagismo, prática regular e orientada de exercícios físicos, controle do diabetes, se presente, manutenção de peso adequado e, em linhas gerais, manutenção de boa qualidade de vidas são essenciais.

De novo, a prevenção é o melhor remédio!

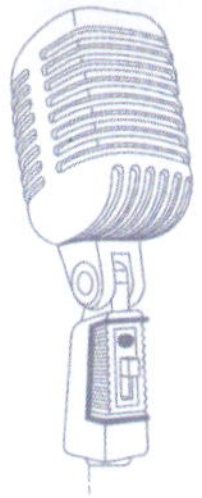

Derrame cerebral

Das 300 mil mortes que ocorrem no Brasil por conta das doenças cardiovasculares, aproximadamente 100 mil delas são decorrentes de derrame cerebral ou acidente vascular cerebral (AVC).

AVC é, na maioria das vezes, resultado da obstrução de uma das artérias que irrigam e alimentam alguma região do cérebro.

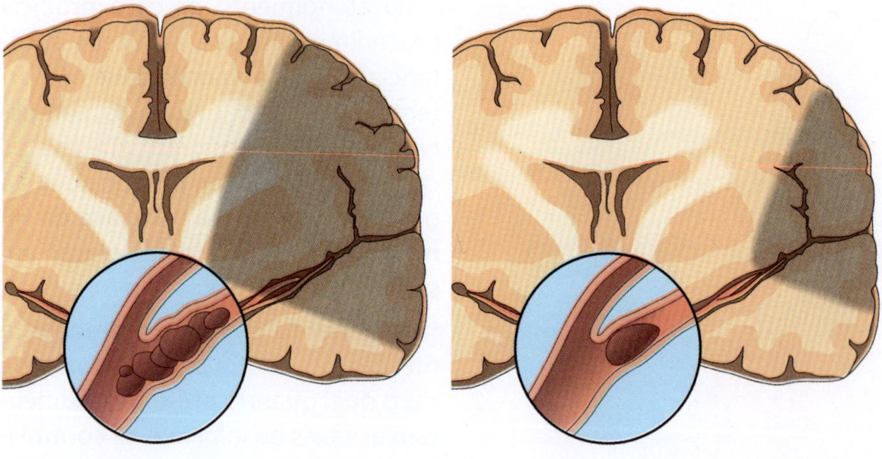

Obstrução por aterosclerose de uma artéria que irriga determinada área do cérebro.

Como no infarto do coração (no cérebro, pode-se chamar também de infarto cerebral), poderá haver morte da região irrigada por esse vaso se tratamento imediato não for realizado.

Pode mais raramente ocorrer um derrame por hemorragia cerebral (AVC hemorrágico ou AVH) que, em geral, representa uma situação clínica muito mais grave.

O AVC é uma doença normalmente com alta mortalidade e muito frequentemente com incapacidades, definitivas ou temporárias, de várias formas.

Para o melhor prognóstico dos pacientes que sofrem um derrame, contam muito diagnóstico o mais precoce possível e tratamento especializado igualmente rápido.

Em geral, são sintomas que indicam que um indivíduo está tendo derrame cerebral: desvios da boca para um dos lados, perda de força muscular em braço ou perna, desorientação, dificuldade para articular as palavras.

FIQUE ATENTO AOS SINTOMAS

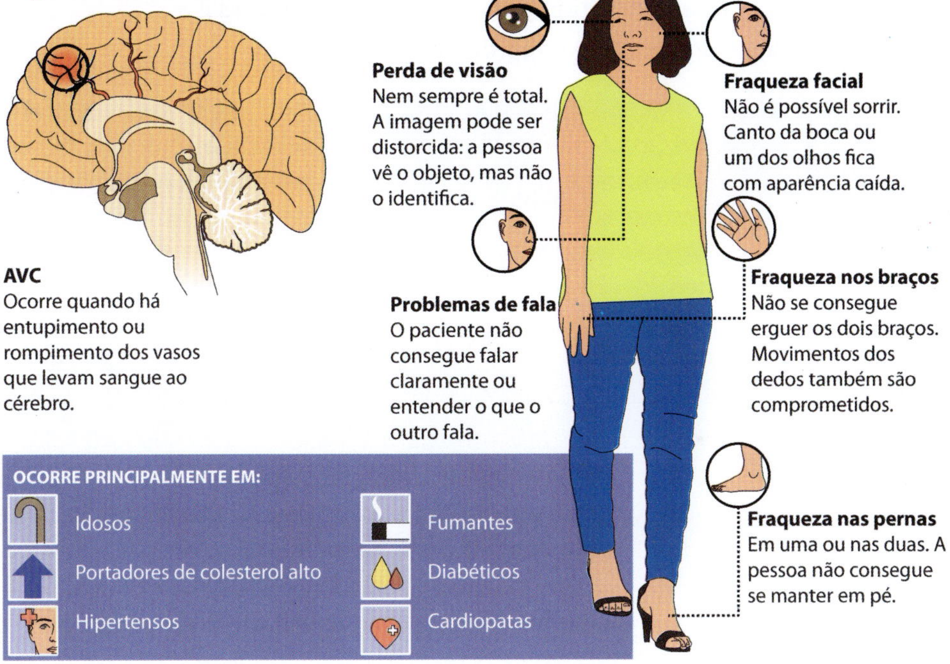

Perda de visão
Nem sempre é total. A imagem pode ser distorcida: a pessoa vê o objeto, mas não o identifica.
Fraqueza facial
Não é possível sorrir. Canto da boca ou um dos olhos fica com aparência caída.
AVC
Ocorre quando há entupimento ou rompimento dos vasos que levam sangue ao cérebro.
Problemas de fala
O paciente não consegue falar claramente ou entender o que o outro fala.
Fraqueza nos braços
Não se consegue erguer os dois braços. Movimentos dos dedos também são comprometidos.
Fraqueza nas pernas
Em uma ou nas duas. A pessoa não consegue se manter em pé.
OCORRE PRINCIPALMENTE EM:
Idosos
Fumantes
Portadores de colesterol alto
Diabéticos
Hipertensos
Cardiopatas

Sinais e sintomas que costumam caracterizar um derrame cerebral ou acidente vascular cerebral (AVC).

Esses sinais e sintomas não devem nunca ser minimizados ou ignorados!

O atendimento precoce propicia tratamentos que reduzem substancialmente a mortalidade e as sequelas decorrentes do AVC, particularmente naqueles resultantes de um trombo que está ocluindo a artéria.

Nesses casos, a aplicação de medicamentos que dissolvem esse coágulo pode fazer com que haja a retomada da circulação sanguínea da região cerebral em sofrimento.

Entretanto, o grande segredo está mesmo no controle dos fatores de risco que, quando presentes, aumentam as taxas de AVC e, se controlados, podem diminuí-las.

Medidas preventivas bem documentadas representam o controle dos fatores de riscos, como controle do colesterol e do diabetes, se presente, da pressão arterial, abolição do tabagismo, prática regular e orientada de exercícios físicos, manutenção de peso adequado e, em linhas gerais, de boa qualidade de vida.

Para todas essas medidas serem implementadas, é fundamental que esses fatores de risco sejam identificados por meio de visitas periódicas ao médico, com obediência rigorosa às orientações recebidas.

De novo, a prevenção é o grande remédio!

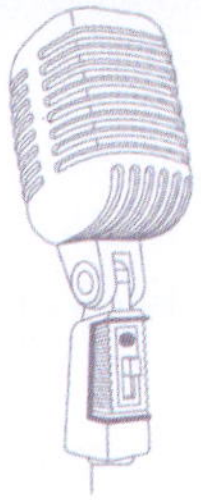

Uso de contraceptivos orais e tabagismo

O uso de tabaco sob qualquer forma representa risco de ter um infarto do coração que pode chegar a ser quase quatro vezes maior nas pessoas, com as mesmas características, que não fumam.

Até há algumas poucas décadas, as mulheres tinham um consumo de cigarros significativamente menor do que os homens. Da mesma forma, eram expostas a um menor número de fatores de risco. Em geral, não tinham o mesmo nível de estresse, pois não tinham participação em atividades, à época, restritas apenas aos homens. Com o passar do tempo e a evolução social e econômica, passaram a se expor a esses fatores que concorrem para a maior probabilidade de doenças cardiovasculares.

É muito bom que adquiriram o lugar que lhes era devido, mas muito ruim que passaram a ser expostas aos mesmos fatores de risco.

Igualmente, a utilização dos contraceptivos orais, ou simplesmente da "pílula", contribuiu para uma maior liberalidade nas atividades sexuais.

É muito bom para elas que puderam controlar, de forma relativamente segura, a concepção, mas ruim, pois a "pílula", como qualquer outro medicamento, não é isenta de efeitos adversos.

Entretanto, o seu uso racional e devidamente orientado por médicos – o que muitas vezes não é o que ocorre – é seguro e pode, portanto, ser aplicado em mulheres que desejam controle em relação à gravidez.

Uma pesquisa da Secretaria da Saúde do Estado de São Paulo mostrou aumento de infartos do coração em mulheres (34% nos últimos anos). A principal razão está centrada: a exposição das mulheres aos mesmos fatores de risco dos homens. Contudo, uma associação perversa é típica delas e muito frequente: a utilização de cigarros e o uso simultâneo de contraceptivos orais.

Essa combinação pode representar risco de "trombose" – formação de coágulos – que chega a ser 20 vezes maior nas mulheres que associam as duas condições.

Em conclusão, mulheres – como também os homens – não devem jamais fumar, mas não devem mesmo é fumar e usar contraceptivos na forma de pílulas anticoncepcionais.

Essa combinação não combina!

Fale com o seu médico se esse é o seu caso.

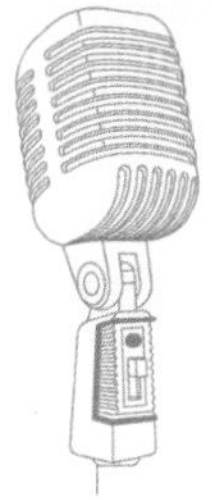

Reposição hormonal

As mulheres até a menopausa têm, em geral, menos chance de doenças cardiovasculares que os homens. Isso está provavelmente ligado à proteção hormonal natural que elas têm até essa fase da vida.

Segundo um raciocínio lógico, foi proposta a reposição dos hormônios naturalmente perdidos após essa fase, com o intuito de se continuar auferindo os mesmos benefícios que elas detinham antes da menopausa.

A reposição hormonal, que se resume à administração de hormônios sexuais na forma de estrógenos, com ou sem progesterona, é regularmente utilizada para o tratamento dos sintomas do climatério, que é o período que circunda a menopausa.

Entretanto, reposição de hormônios tem sido relacionada a aumentos no risco de AVC e coágulos nas veias, incluindo embolia pulmonar (doença não raramente fatal).

Um total de 44.113 pacientes que usaram progesterona e/ou estrógeno foi avaliado em um estudo para verificar o papel desse tipo de intervenção medicamentosa.

A reposição hormonal, nesse estudo, se associou com aumento de AVC e doença de veias nas pernas, por exemplo, sem aumento de infarto do coração.

A reposição de hormônios foi ainda associada a aumento do total de AVC em 25% e dobrou os riscos de coágulos nas pernas e 75% mais o risco de trombose nos pulmões.

Levando em conta os efeitos negativos desse tratamento, não deve ser recomendado de rotina para prevenir doenças das artérias e veias.

Isso significa que não é verdade que toda mulher na menopausa deve repor os hormônios perdidos.

Em 2008, estudamos na Faculdade de Medicina de Ribeirão Preto da Universidade de São Paulo mulheres com pressão alta submetidas à reposição de hormônios em baixas doses e na forma de adesivos na pele. Não foram observadas alterações na pressão arterial, bem como nas taxas de colesterol e açúcar no sangue, tendo sido observada sensível melhora nos sintomas decorrentes da menopausa, indicação hoje comum para a reposição de hormônios femininos.

Esse assunto é, portanto, como tantos outros em medicina, de atribuição exclusivamente ao juízo médico, devendo ser considerados caso a caso o benefício e os riscos da reposição dos hormônios.

Considerando o risco maior das mulheres nessa fase da vida, devem ser recomendados hábitos de vida saudáveis, mantendo-se peso ideal, atividade física apropriada, níveis de pressão, colesterol e açúcares sanguíneos controlados e consumo de cigarros zero, sendo o uso de reposição de hormônios cuidadosamente avaliado pelo médico.

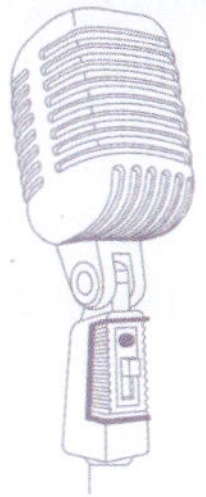

Estresse emocional

Estresse está relacionado à maior incidência de doenças cardiovasculares.

Um grande estudo realizado em mais de 50 países, incluindo o Brasil, demonstrou correlação entre diferentes níveis de estresse e ocorrência de infarto do coração. Nesse estudo (chamado Interheart), as pessoas foram divididas em três grupos: aquelas que não referiram apresentar estresse, as que o apresentavam ocasionalmente e, por fim, as que tinham estresse continuado. Foram observados níveis crescentes, nessa ordem, de infarto, demonstrando a relação entre o estresse emocional e a doença.

Temos que reconhecer, portanto, ser o estresse um fator de risco que aumenta a chance de doenças cardíacas.

O estresse pode ser definido como as respostas físicas e emocionais causadas por situações que permitem ao indivíduo superar dificuldades e reagir a certas circunstâncias. Nesse sentido, trata-se de uma resposta necessária e adaptativa a determinadas situações.

O estresse pode ser resultado de acontecimentos diversos bons e ruins, como casamento, nascimento de um filho, morte súbita em pessoas próximas ou acontecimentos do dia a dia, como preocupações com familiares, casa, custo de vida e trabalho.

Do ponto de vista físico, o estresse determina alterações hormonais, como maior secreção de adrenalina, que eleva a pressão, e de batimentos cardíacos, que contraem os vasos, causando maior dificuldade para a circulação, podendo também causar arritmias cardíacas.

Esses fatos associados podem representar, se perpetuados, alterações orgânicas com consequências como ocorrência de infarto.

Profilaxia do estresse deve ser feita primeiramente identificando a causa e verificando se é possível afastá-la. Se não for, é preciso criar estratégias para resolvê-la. Às vezes, a solução encontrada não é a ideal, mas é a que se pode pôr em prática naquele momento.

Além disso, horas de sono e de lazer para reduzir os níveis constantes de adrenalina também são uma boa medida profilática.

A atividade física é fundamental nesse processo e ter alguns *hobbies* ajuda muito.

O álcool, que muitas vezes é usado até abusivamente para reduzir o estresse, deve ser considerado mais um novo problema do que uma solução.

Se a pessoa não conseguir controlar os níveis de estresse sozinha, deverá procurar ajuda profissional.

Acima de tudo, nunca deve automedicar-se.

Novamente é importante concluir que manter uma boa qualidade de vida com atividades físicas programadas, alimentação saudável e uma divisão do dia em períodos de trabalho, de descanso e de lazer são formas, dentre outras, fundamentais para redução do estresse e obtenção de uma vida melhor.

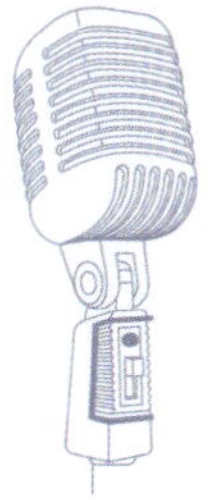

Viagens aéreas e problemas circulatórios

O transporte aéreo é considerado um dos mais seguros em todo o mundo. E não é sem razão que essa forma de viajar tem essa consideração.

No mundo todo, quase 3 bilhões de passageiros são transportados anualmente por avião. Entretanto, por várias razões, principalmente por condições próprias das aeronaves, bem como do usual estresse envolvido nesse tipo de viagem, há um conjunto de cuidados que precisam ser tomados durante elas e uma probabilidade de ocorrência de eventos durante a sua realização.

Dada a importância do assunto, o Conselho Federal de Medicina (CFM) publicou, em 2010, um conjunto de orientações para as pessoas que vão viajar utilizando o transporte aéreo.

As principais doenças que necessitarão de cuidados para uma viagem foram, nesse documento, discutidas. As seguintes considerações são resumidamente necessárias:

- Viagens aéreas são contraindicadas a passageiros e tripulantes com infecções ativas, principalmente as contagiosas.
- Pessoas acometidas de complicações cardiovasculares devem ser orientadas a adiar os voos durante o período de estabilização e recuperação. De acordo com as orientações da Sociedade de Medicina Aeroespacial, os prazos a serem observados para as mais comuns situações são:
  - infarto não complicado: deve-se aguardar duas a três semanas.
  - infarto complicado: deve-se aguardar seis semanas.
  - angina (dor no peito recente): não se deve voar.

- insuficiência cardíaca grave e descompensada: não se deve voar.
- cirurgias de ponte de safena: deve-se aguardar duas semanas.

- Com relação a marca-passos, não há contraindicações.
- Nos casos de AVC, deve-se levar em consideração o estado geral do passageiro e a extensão da doença. Recomenda-se que os voos sejam precedidos de uma consulta ao médico para as orientações necessárias.
- A partir da 38ª semana, a gestante só pode embarcar acompanhada dos respectivos médicos responsáveis.

Em um estudo publicado na conceituada revista *The New England Journal of Medicine*, foram avaliadas, entre 2008 e 2010, as principais ocorrências de emergências de saúde durante 11.920 voos, resultando em uma emergência para cada 600 voos. As mais comuns foram síncopes ou desmaios, náuseas e vômitos, doenças respiratórias, sintomas gastrintestinais, como diarreias e tonturas, com 0,3% de mortes.

Após passar 65 horas num avião da Força Aérea Americana, o vice-presidente dos Estados Unidos, à época, Dick Cheney, foi internado em Washington com dores na perna esquerda. Um exame de ultrassonografia detectou que um coágulo sanguíneo havia se formado na perna dele.

Sem tratamento, o coágulo poderia viajar pelo corpo, entupir a artéria do pulmão e levar o vice-presidente à morte. Cheney foi vítima de trombose na perna, comum a quem fica praticamente imóvel durante muitas horas. Uma pesquisa feita pelo centro médico da Universidade Leiden, na Holanda, concluiu que passageiros de voos com mais de quatro horas de duração têm três vezes mais probabilidade de desenvolver um coágulo sanguíneo do que quem não viaja de avião.

O ator e diretor de TV Marcos Paulo morreu subitamente após uma longa viagem aérea em decorrência de uma embolia pulmonar. Esse fato é raro, mas pode ocorrer em um a cada 4.500 passageiros. A prevenção deve ser feita mantendo-se bem hidratado; evitar manter-se com as pernas cruzadas e consumir bebidas alcoólicas em excesso; caminhar sempre que possível e esticar as pernas quando sentado.

Terminamos como começamos: o transporte aéreo é considerado um dos mais seguros em todo o mundo, mas exige cuidados como qualquer coisa que fazemos na vida.

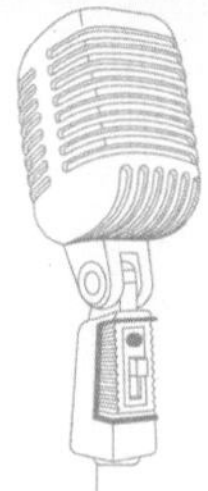

Idosos no mundo e no Brasil

A população mundial cresce menos rapidamente hoje do que em 1960, quando atingiu o ápice do crescimento. Hoje, somos mais de 7 bilhões de pessoas vivendo no mundo, devendo esse número atingir a casa dos 8 bilhões em 2026.

Idosos são considerados aqueles com mais de 60 anos em países em desenvolvimento, incluindo o Brasil, e com mais de 65 anos em países desenvolvidos, como Estados Unidos, Inglaterra e Alemanha, por exemplo. Eles dobraram em número nos últimos 20 anos e cresceram numericamente 55% na última década. Ainda mais, essa população quadriplicará até 2060. No Brasil, em 2013, indivíduos com mais de 60 anos representavam 14,9 milhões de pessoas, correspondendo a 7,4% da população brasileira, número percentualmente semelhante ao do Japão, um dos países de maior população idosa do mundo.

Em 1940, a expectativa de vida no Brasil não atingia os 50 anos, enquanto hoje beira os 70!

Crescem também os números que representam os indivíduos chamados de muito idosos, em geral definidos como aqueles com 75 anos ou mais.

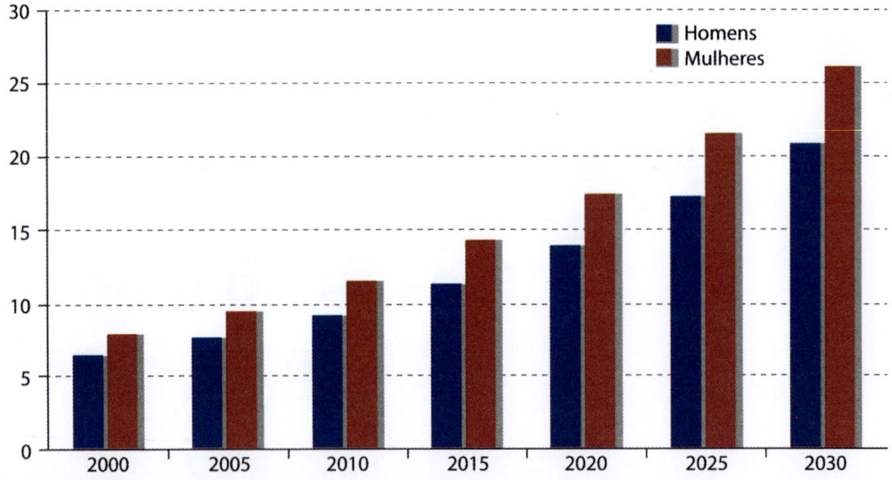

População de idosos no Brasil (pessoas com 60 ou mais anos, segundo dados do IBGE) de 2000 até a projeção para 2030.

Em 2020, deveremos ter mais de 30 milhões de pessoas com mais de 60 anos, equivalentes a 13% da população brasileira.

Esses dados que representam um avanço na qualidade dos cuidados com a saúde em geral, resultando em longevidade e, por conseguinte, aumento da expectativa de vida, determinam igualmente maior probabilidade de ocorrências de determinadas doenças que deverão merecer cuidados especiais e estratégias particulares.

De acordo com o IBGE, três em cada quatro idosos têm alguma doença crônica, ou seja, uma doença de curso arrastado, boa parte delas incurável, porém controlável com cuidados específicos e tratamentos adequados, propiciando ao seu portador boa qualidade de vida. As doenças infecciosas e os acidentes continuam a ser importantes, mas a maior parte da carga de doença da terceira idade no Brasil é por causa das doenças crônicas não transmissíveis, como o diabetes e a hipertensão arterial, essa última presente em dois terços dos idosos.

Além dessas doenças comuns nesses indivíduos, temos que considerar outras igualmente frequentes que devem merecer cuidados especiais, como Alzheimer, derrame cerebral, infarto, catarata, perda da audição e doenças pulmonares.

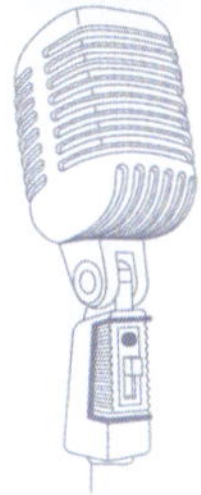

Hipertensão arterial em indivíduos idosos e muito idosos

Hipertensão arterial é uma doença usualmente silenciosa que, portanto, não apresenta sintomas, a não ser quando já estão lesados os chamados órgãos-alvo (rins, coração e cérebro), ou seja, aqueles que usualmente são afetados quando os pacientes hipertensos não se tratam adequadamente.

Com relação aos rins, não é raro que pessoas com hipertensão não controlada cheguem, em estágios finais, ao tratamento com hemodiálise.

Por outro lado, AVC ou derrame cerebral ocorre em hipertensos não tratados com muito mais frequência. O mesmo pode-se dizer do infarto do miocárdio.

O lado bom dessa triste história é que tratamento e controle da pressão arterial podem reduzir em torno de 40% a ocorrência de derrame cerebral e 25% de infarto do coração.

Até a década de 1970, havia dúvidas se o tratamento da hipertensão arterial nos indivíduos idosos era benéfico, pois admitia-se que a pressão arterial deveria ser maior nesses indivíduos para que fosse mantida uma boa circulação.

Entretanto, estudos demonstraram nessa mesma época que era possível uma redução de mortalidade e de complicações com o tratamento.

Nesses indivíduos, foram estabelecidas reduções em torno de 30% para os principais eventos decorrentes da hipertensão.

Mais recentemente, pessoas com mais de 75 anos – os muito idosos – foram também estudadas com relação aos benefícios do tratamento da pressão alta, tendo sido demonstrado a elas que era possível obter reduções de eventos que comumente ocorrem em quem tem pressão alta.

Assim, para concluir, precisamos saber que os idosos tanto quanto as demais pessoas necessitam de avaliações periódicas com vista às doenças comuns a eles, bem como de cuidados necessários.

A longevidade é uma realidade atual e as pessoas gradativamente viverão mais. Precisarão também viver melhor.

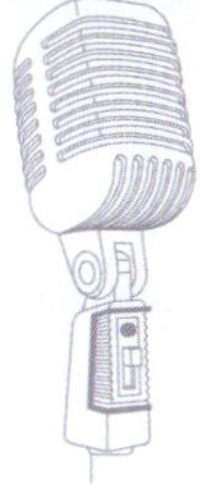

Consumo de sal

A quantidade de sal para atender às necessidades do organismo é a que está contida nos alimentos em geral por nós ingeridos.

A isso se dá o nome de sal intrínseco. Nosso organismo não precisa mais do que isso para que vivamos normalmente.

Todo sal que é adicionado aos alimentos é tão somente para que se obtenha o sabor com o qual estamos acostumados.

A OMS recomenda um consumo máximo de 5 g de cloreto de sódio – o sal normal de cozinha – ao dia, adicionado à nossa alimentação.

Esse valor corresponde a uma colherzinha das de café, enquanto o consumo usual no Brasil é mais do que o dobro desse valor, correspondendo a aproximadamente 12 gramas diários.

Quando os índios ianomâmis não usavam sal adicional na alimentação, eles, mesmo envelhecendo, não tinham hipertensão arterial!

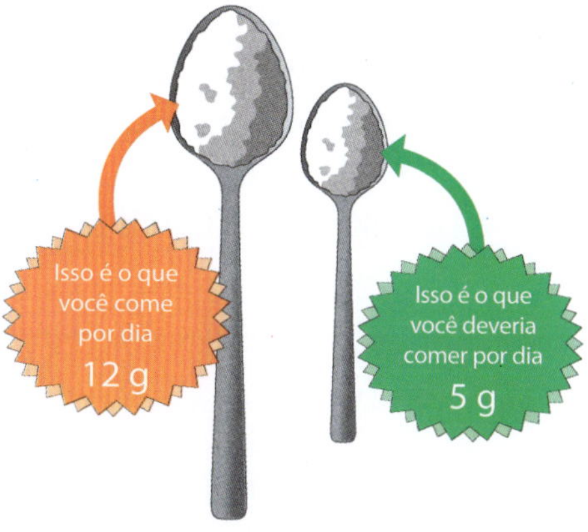
Isso é o que você come por dia
12 g
Isso é o que você deveria comer por dia
5 g

Consumo de sal no Brasil: comemos 12 g, em média, quando deveríamos comer, no máximo, 5 g!

Crianças alimentadas no início da vida com leite materno têm menos hipertensão arterial na idade adulta do que aquelas que receberam leite de vaca, com maior teor de sódio.

O produto campeão em teor de sal, de acordo com pesquisa da Agência Nacional de Vigilância Sanitária (Anvisa), é o queijo parmesão ralado: uma média de 1.981 miligramas por 100 gramas do produto, seguido do macarrão instantâneo, com 1.798 miligramas também em cada 100 gramas.

Pouco abaixo desses valores citados, porém acima de 1.000 miligramas, estão mortadela, biscoito de polvilho e maionese.

Salgadinhos de milho, muito consumidos por crianças, bolachas do tipo água e sal, que se admite popularmente sejam boas para doentes e convalescentes, contêm 779 miligramas de sódio.

A hipertensão ou alta pressão, segundo a OMS, é a doença vascular que mais causa mortes no mundo e, embora as suas causas ainda sejam desconhecidas, na maioria dos casos, várias pesquisas apontam que o consumo elevado de sal contribui para seu aparecimento.

Não é só essa a complicação determinada pelo consumo de sal em excesso, mas inúmeras outras. Pesquisas mostram, inclusive, que o consumo exagerado dessa substância pode causar outras doenças, como câncer e esclerose múltipla, uma enfermidade muito grave.

Porém, nem tudo está perdido!

Da mesma maneira que o corpo é acostumado com o sal, também pode facilmente ser "curado" desse mau hábito. Ao ser adotada alimentação menos salgada, aos poucos as papilas que sentem o gosto na língua vão se adaptando e o organismo passa a exigir menos sal. O problema é que o inverso também é verdadeiro. Quanto mais sal se come, mais se quer comer!

Medidas governamentais também precisam ser tomadas com campanhas e normatizações para que a quantidade de sal nos alimentos industrializados cada vez mais consumidos, inclusive pelas crianças, seja reduzida.

Um bom exemplo disso é a Finlândia, que, em 1975, lançou uma campanha que conseguiu reduzir 22% do consumo de sal por homens e 43% entre as mulheres no espaço de uma única geração.

Com essa medida, a redução da incidência de doenças cardiovasculares foi fantástica.

Se a Finlândia pôde, nós também podemos.

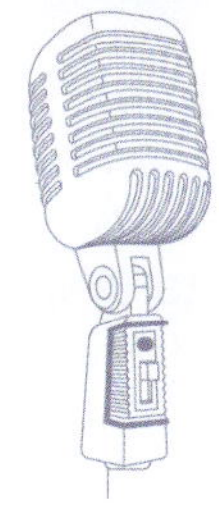

Hipertensão arterial nas crianças e adolescentes

Aproximadamente 5% das pessoas com menos de 18 anos – crianças e adolescentes – devem ter algum grau de elevação sustentada da pressão arterial.

Como o aparecimento da pressão alta está diretamente relacionado com obesidade, sedentarismo e consumo abusivo de sal, fatos que estão cada vez mais presentes nessa população, esses números são crescentes e preocupantes.

Em números absolutos, devem ser entre 3 e 5 milhões as crianças e adolescentes com pressão alta no Brasil.

Enquanto nos adultos a quase totalidade das pessoas com hipertensão arterial não tem uma causa conhecida, sendo chamada de primária, nas crianças e jovens, boa parte pode ter uma causa conhecida, ou seja, a pressão alta é secundária ou consequência dela.

A ingestão de álcool, o tabagismo, o consumo de drogas ilícitas, a utilização de hormônios esteroides, o emprego do hormônio do crescimento, anabolizantes comumente utilizados pelos jovens para obtenção rápida de massa muscular e anticoncepcionais orais devem ser considerados possíveis causas de hipertensão nessa população.

Em um estudo realizado em uma população com menos de 18 anos, na cidade de Fortaleza, sedentarismo foi observado em 51,5% dos indivíduos estudados, enquanto tabagismo, em 38%, e consumo de álcool esteve presente em 15,5%, valores esses que devem ser considerados muito altos, tendo em vista a idade dos indivíduos estudados.

A elevação da pressão arterial esteve correlacionada a idade, peso, estatura, perímetros da cintura e do quadril, que são indicadores de excesso de peso e obesidade propriamente. Confirma-se, com isso, a influência de fatores de risco para o aparecimento da pressão alta nesses indivíduos e os benefícios que o controle deles pode exercer na prevenção da hipertensão.

O tratamento não medicamentoso, aquele que utiliza apenas mudanças de hábitos inadequados de vida, como os que citamos, deve ser sempre empregado.

O uso de medicamentos deve ser considerado apenas para os que não respondem ao tratamento sem remédios, sempre seguindo as melhores orientações médicas especializadas.

Mas, como para os adultos em geral, as crianças e adolescentes serão mesmo beneficiados pela adoção de medidas de prevenção que devem, obrigatoriamente, passar por alimentação saudável à base de legumes, verduras e frutas, baixo teor de calorias, pouco sal e gorduras animais. Devem fazer atividades físicas regulares e programadas, mantendo o peso corporal apropriado.

A prevenção é o melhor remédio, independentemente da idade.

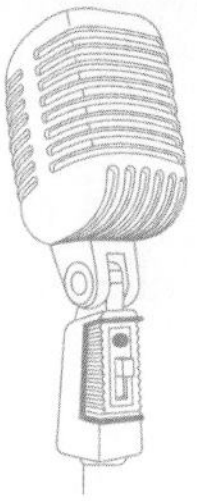

Uso de vitaminas para prevenção de doenças cardíacas

É comum entre as pessoas o pensamento de que as vitaminas representam um grupo de substâncias que têm efeito indiscriminadamente benéfico e fantástico.

Desde os tempos de criança, há bons anos, que ouço dizer: "Fulano está fraco, desanimado. Precisa de umas boas vitaminas". Percepção essa quase sempre errada!

Não são atribuições desses elementos naturais da nossa alimentação usual essas funções. Salvo casos de doenças que cursam com hipo (pouca) ou nenhuma vitaminose (quantidade de vitaminas), não devem ser utilizadas indiscriminadamente.

Em medicina, há necessidade de que sejam demonstrados os benefícios de uma determinada conduta para que seja incorporada à prática médica e prescrita aos pacientes.

Não raramente são observados procedimentos que pareciam ser lógicos e que, quando foram testados por meio de estudos muito bem conduzidos, não exibiram os resultados que se suponha tivessem.

Vamos a um exemplo envolvendo uma vitamina especificamente: a vitamina E.

Sabe-se que a formação dos chamados radicais livres concorre para a ocorrência de doenças, como as cardiovasculares.

A vitamina E reduz a formação dessas substâncias indesejáveis ao organismo.

Raciocínio lógico: a administração dessa vitamina como tratamento deverá reduzir a incidência de doenças do coração e dos vasos sanguíneos.

Apenas por essa razão, durante muitos anos, um grande número de pessoas usou a vitamina E como forma profilática para a ocorrência das doenças cardiovasculares.

Quando, por meio de um estudo muito bem conduzido, dois grupos de pessoas, tendo um se submetido ao uso de vitamina E e o outro, a placebo (uma pílula idêntica, porém sem qualquer efeito terapêutico) e, depois de muitos anos, avaliados, os que foram medicados, em comparação com os que receberam uma pílula de farinha, não apresentaram menos doenças cardiovasculares.

Observação similar não conseguiu demonstrar benefícios com o uso de doses muito altas de vitamina C.

Esse tipo de estudo precisa ser adotado sempre que se quer demonstrar ação benéfica de uma determinada intervenção médica.

A isso se chama tecnicamente de medicina baseada na evidência, termo que, por si só, define o seu significado.

Um grande apelo continua, entretanto, existindo para o uso de complexos vitamínicos na atualidade.

Também recentemente ficou demonstrado não haver benefícios para prevenção de doenças cardiovasculares com o uso das vitaminas de todas as letras, a famosa fórmula que inclui vitaminas de A a Z.

Atualmente, estamos vivendo uma nova onda que está relacionada ao uso também indiscriminado da reposição medicamentosa da vitamina D.

Ainda não temos o estudo definitivo para demonstrar, ou não, os seus efeitos benéficos. Até lá se recomendam cautela e muito critério no seu uso, até porque há demonstrações de que níveis muito elevados de vitamina D podem resultar em maior probabilidade de aparecimento de câncer.

Enfim, o emprego das vitaminas, como o de todos os demais medicamentos, deve ser restrito às prescrições médicas que deverão ser feitas considerando cada caso em particular e a absoluta necessidade de seu uso.

Não temam aqueles que estão em uso de vitaminas, desde que estejam sendo empregadas corretamente, nem os que não as usam. Na medicina, como na nossa vida em geral, nem nunca, nem sempre.

Benefícios da dieta do mediterrâneo

A dieta do mediterrâneo ou mediterrânea é conhecida pela recomendação de consumo de frutas, hortaliças (verduras e legumes), cereais, leguminosas (grão-de-bico, lentilha), oleaginosas (amêndoas, nozes), peixes e vinho. O resultado dessa combinação de sabores faz com que habitantes dessa região desenvolvam menos doenças e vivam mais.

Estudos de observação de pessoas que utilizam essa dieta têm demonstrado esses benefícios. Uma das mais importantes revistas médicas do mundo, chamada *The New England Journal of Medicine*, publicou, em abril de 2013, os resultados de um estudo que avaliou esse tipo de alimentação e as consequências de seu emprego.

O objetivo primário dessa pesquisa foi avaliar a ocorrência de eventos cardiovasculares em pessoas que nunca tinham tido quaisquer doenças desse tipo, embora tivessem grande chance de apresentá-las.

Esse estudo foi realizado na Espanha, envolvendo pessoas chamadas de alto risco para terem uma doença cardiovascular, mas que ainda não tinham tido nenhuma doença.

Os participantes dessa pesquisa receberam três tipos diferentes de dieta: a mediterrânea suplementada com óleo de oliva extravirgem, outra com adição de um misto de nozes ou apenas uma dieta controlada somente na quantidade de gorduras ingeridas.

Foram envolvidas nesse estudo mais de sete mil pessoas com idades variando entre 55 e 80 anos, sendo 57% delas mulheres.

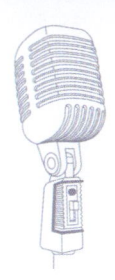

Os grupos das duas dietas do mediterrâneo, bem como o outro com redução da ingestão de gorduras, obedeceram com muito cuidado às orientações avaliadas por questionários respondidos. Assim, pode-se assegurar que eles fizeram realmente as dietas que lhes foram dadas.

O grupo da dieta do mediterrâneo que também utilizou óleo de oliva extravirgem teve 30% menos problemas cardiovasculares e naqueles que usaram misto de nozes, além da mesma dieta, ocorreram 83 problemas cardíacos contra 109 no outro grupo.

Esse estudo concluiu que a utilização de uma dieta com consumo de frutas, hortaliças (verduras e legumes), cereais, leguminosas, oleaginosas (amêndoas, nozes, por exemplo), peixes e vinho, por pessoas que tinham alto risco para desenvolver doenças cardiovasculares, reduziu a incidência dessas doenças de modo significativo.

Essas conclusões concordam com observações anteriores, vindo reforçá-las no sentido de que o controle dos fatores de risco para o desenvolvimento de doenças do coração obrigatoriamente deve passar também por dietas saudáveis e balanceadas.

Recordo-me nesse momento de uma observação muito repetida pelos mais antigos, incluindo nesse grupo meus avós: "O peixe morre pela boca". Complemento, afirmando: "O homem também!".

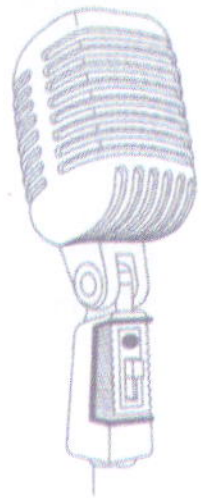

Consumo de vinho: mito ou realidade?

O consumo de bebidas alcoólicas dentro de determinados limites está relacionado à diminuição de doenças cardiovasculares. Assim, álcool está entre os fatores que podem determinar proteção ao coração! Houve demonstração de redução de até 9% de infartos em consumidores moderados de álcool, embora parece haver aumento de AVC relacionado ao uso, sobretudo abusivo, de bebidas contendo álcool.

Essa observação frequentemente citada é preocupante e relacionada a fatos que vão além dessa simples afirmativa.

Consumo regular de vinho: mito ou realidade?

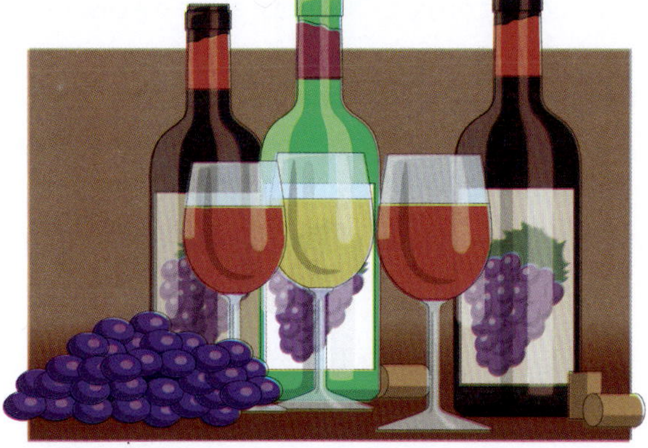

Alguns estudos demonstraram que o consumo de até 30 g de etanol (álcool existente nas bebidas) para homens e 15 g para mulheres apresenta esse "benéfico" efeito. Benéfico, não sem razão, entre aspas.

Mas, a pergunta necessária é: onde estão contidos 30 g de etanol? Em 300 ml de vinho, uma cerveja comum de garrafa ou 2 latinhas de 330 ml, ou duas doses convencionais de destilados, como uísque, por exemplo. Ressalvas devem ser, entretanto, feitas ao consumo, ainda que nessas doses de álcool.

Tem havido, nas imprensas leiga e científica, uma ampla discussão sobre os benefícios determinados pelo uso do vinho, por conter substâncias que causariam benefícios à saúde cardiovascular.

Na França, por exemplo, em regiões de exposição da população a muitos fatores de risco, particularmente ao consumo de cigarros, não foram observadas as esperadas taxas de infarto. Essa população, culturalmente, faz uso regular de moderadas doses de vinho diariamente. Esse fato foi denominado paradoxo francês. Devemos ver esses dados com os cuidados necessários.

Em estudo publicado em uma das mais importantes revistas científicas do mundo, foram mostrados os benefícios em pessoas de alto risco para desenvolver doenças cardiovasculares com o consumo de frutas, hortaliças (verduras e legumes), cereais, leguminosas (grão-de-bico, lentilha), oleaginosas (amêndoas, nozes), peixes e também o uso de vinho.

A dieta do mediterrâneo foi associada com maior sobrevida, incluindo o consumo de etanol, sobretudo vinho na forma de, no máximo, sete doses semanais.

A explicação é que talvez haja um somatório de benefícios entre os nutrientes recomendados nesse tipo de dieta e consumo da bebida, como diminuição das gorduras sanguíneas, aumento da ação da insulina – o hormônio relacionado ao nível de açúcar no sangue, diminuição das inflamações e melhora das condições das artérias, além de discreta diminuição da pressão arterial.

Entretanto, novamente, é importante considerar:

- O uso de bebidas alcoólicas pode levar a outros problemas de saúde, como os relacionados ao aparelho digestivo.
- Pode haver desenvolvimento de dependência química que representa uma das mais graves e deletérias à saúde.

Dessa maneira, reafirmo que o benefício determinado pelo consumo desse tipo de bebida precisa ser cuidadosamente avaliado.

Por fim, para responder à pergunta: consumo de vinho e saúde: mito ou realidade?, poderíamos nos valer do dito popular: "Nem tanto ao mar, nem tanto à terra", que, como toda sabedoria vinda do povo, talvez seja a resposta.

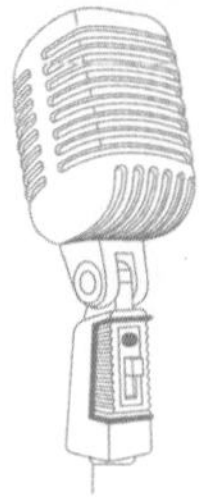

Distúrbios do sono e doenças cardíacas

Dormir representa um descanso para todo o corpo reconhecido por todos. Não é diferente para o sistema cardiovascular.

A pressão arterial, por exemplo, deve ser reduzida entre 10% e 20% durante o sono em relação ao período em que a pessoa está acordada. Aquelas que não apresentam esse comportamento têm mais chance de apresentar AVC, por exemplo.

Indivíduos que dormem mal são, em geral, mal-humorados, tornam-se menos tolerantes, têm sonolência diurna e mais baixa concentração, além de aprendizado reduzido.

Um estudo publicado em importante revista internacional demonstrou pior desempenho escolar entre crianças que não tinham hábitos de sono regular.

A divisão do dia, democraticamente em três partes de igual tamanho, como sempre ouvimos, não deve ser desprezada.

Assim, oito horas destinadas ao repouso – entende-se sono –, outro igual tempo, ao trabalho, e as demais, ao lazer e a outras atividades similares são o melhor que podemos fazer.

Uma alteração do sono definida como síndrome (que é um conjunto de sinais e sintomas) da apneia (parada temporária da respiração) obstrutiva (que, em geral, é a causa comum nessas pessoas) do sono tem grande importância e precisa, por isso, ser adequadamente diagnosticada e tratada. Está definida, portanto, a síndrome da apneia obstrutiva do sono, conhecida pela sigla SAOS.

A SAOS está presente em 45,3% dos indivíduos com peso normal, 64,3% daqueles com sobrepeso e 80% dos obesos, configurando o papel da obesidade no seu aparecimento. Quanto à idade, 61,2% dos pacientes com idade inferior a 55 anos e 78% daqueles com idade superior a 55 anos tinham SAOS em estudo realizado no Brasil.

Esses dados nos permitem concluir que essa síndrome está direta e fortemente associada ao gênero masculino, à classe de indivíduos obesos (embora isso não seja necessário) e também ao envelhecimento.

O diagnóstico deve ser feito por médicos, utilizando-se questionários para se definir a maior probabilidade da síndrome e, posteriormente, exame específico de avaliação, em laboratório, chamado Polissonografia.

Há tratamento que frequentemente determina muito boa resposta, sobretudo na qualidade de vida.

A perda de peso é, dentre as medidas não medicamentosas, a que melhores resultados apresenta.

Cuide-se! Controlar os fatores de risco é sempre o melhor caminho.

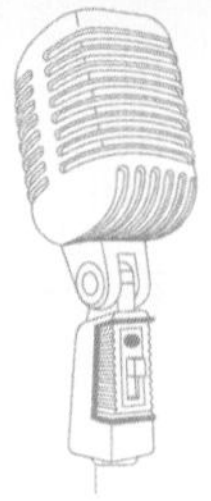

Exercício físico e tratamento da hipertensão arterial

Os exercícios físicos regulares, programados e bem orientados têm importância em relação à prevenção e ao tratamento das doenças cardiovasculares. Isso é inegável!

Em estudo realizado no Brasil, observamos que 26% dos entrevistados reconheceram que a inatividade física representava um risco para a ocorrência de infarto do coração ou derrame cerebral.

Entretanto, embora esse conhecimento não seja desprazível, apesar de aquém do que se deseja, em outra avaliação foi observado que somente 15% a 29% dos homens e 7% a 19% das mulheres referem praticar algum tipo de atividade física no país.

Conhecimento da população brasileira sobre os fatores de risco para ocorrência de infarto e AVC.

Vê-se, portanto, que há uma discordância entre o conhecimento do bem causado pelos exercícios e a sua prática diária.

O exercício físico aeróbio, como natação, caminhada, corrida, bicicleta e outros, realizado regularmente causa importantes benefícios ao coração. Entre esses, a redução da pressão arterial, sendo especialmente importante no tratamento da hipertensão arterial ou pressão alta de grau leve a moderado, sendo possível diminuir a dosagem dos medicamentos em uso ou mesmo ter pressão arterial controlada sem a adoção de remédios.

Tem sido demonstrado que, em geral, o treinamento físico adequado provoca redução de pressão arterial, que pode fazer com que um indivíduo com 14,5 × 9 de pressão, valor considerado anormal, possa chegar a 13,5 × 8,5, que é normal, sem o uso de medicamentos.

É claro que as pessoas, por serem diferentes entre si, apresentam respostas diversas ao exercício.

A inatividade física está relacionada a outros riscos de doenças, além daquelas do coração e da circulação em geral, mas também de diabetes, osteoporose, obesidade, alterações intestinais, entre outras.

A OMS estima que inatividade física seja responsável por 2 milhões de mortes, 22% dos casos de infarto e aproximadamente 15% dos casos de diabetes, cânceres de intestino e mama no mundo.

Se, por um lado, a inatividade física é um risco para tantos agravos à saúde, por outro a prática regular de exercícios pode resultar em aproximadamente 20% de redução do risco de infarto do coração, por exemplo.

Pratique atividades físicas regulares bem orientadas e apropriadas. Se você não está disposto a fazer isso, lembre-se de que o grande Freud disse: "A inteligência é o único meio que possuímos para dominar nossos instintos". Assim, a palavra de ordem é mexa-se e viva melhor.

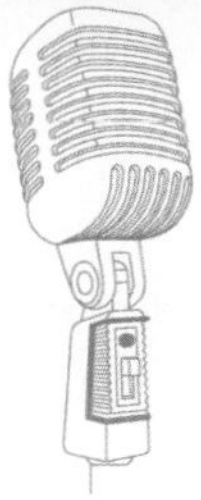

Crianças nascidas de mães com obesidade

O diagnóstico de obesidade e sobrepeso está além da simples observação física das pessoas.

O IMC (índice de massa corporal) define sobrepeso e obesidade. É calculado dividindo-se o peso em quilo pela altura × a altura novamente.

Assim, por exemplo, um homem de 1,75 m com 96 kg terá IMC = 96/3,3,06, que é 1,75 × 1,75 = 31 kg/m^2.

O IMC é considerado normal de 18 até 24,9, de 25 a 29,9, sobrepeso, e acima de 30, obesidade em diversos estágios, sendo considerada mórbida quando esse número ultrapassa 40!

No exemplo que demos, esse homem tem obesidade leve.

Outra forma de avaliar o excesso de peso ou obesidade é medir a circunferência abdominal, que, para os homens, não pode ser maior que 102, e para as mulheres, 88 cm.

Você pode agora ter uma ideia desses valores para o seu caso, fazendo essas medidas de peso, altura e de sua circunferência da barriga.

A obesidade concorre para o dobro de chance de um infarto do coração, por exemplo.

Ainda mais, o excesso de peso dificulta a ação da insulina, que é o hormônio que "queima" o açúcar e torna mais fácil o aparecimento de diabetes – doença que, por suas complicações frequentes, é muito grave.

Obesidade tornou-se uma epidemia mundial nos últimos anos, fruto de grande inatividade física e abuso ostensivo de alimentos, sobretudo os mais calóricos.

Estima-se no Brasil que a obesidade esteja em torno de 14%, enquanto algum grau de excesso de peso represente 50%.

A epidemia mundial de obesidade inclui mulheres em idade fértil que convivem com o problema.

Uma pesquisa realizada na Holanda avaliou o impacto da obesidade nas mulheres que engravidaram. Apesar de a obesidade reduzir as taxas de fertilidade, nos Estados Unidos 20% das mulheres que deram à luz eram obesas, sendo essa percentagem maior nas classes sociais menos favorecidas.

Em mulheres com obesidade, os filhos têm mais chance de ter problemas na infância e também na fase adulta, incluindo a própria obesidade.

Pressão alta será mais frequente também nessas crianças, além de outros possíveis problemas de saúde.

Essas observações não deverão ser tomadas, sobretudo naquelas mulheres que estando grávidas e estão acima do peso, como um risco, mas sim como um alerta. Orientamos todas no sentido de que dietas adequadas e estilo de vida correto devem ser buscados para o bem de sua saúde agora e a de seus filhos depois.

Prevenção é a palavra de ordem.

O segredo da nossa doença oscila entre maus hábitos e negligência, já dizia Goethe.

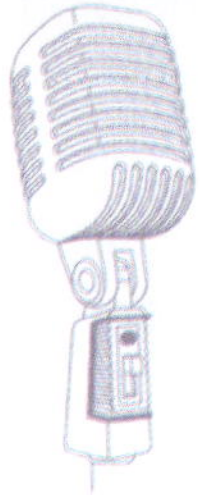

Vacinação contra gripe e infarto do coração

Há aumento da mortalidade, devido a infarto do coração, no período de inverno e isso tem sido observado em vários países do mundo, como Canadá, Nova Zelândia, Estados Unidos e também no Brasil.

A explicação para esse fato está muito provavelmente relacionada a infecções respiratórias, poluição do ar, exposição maior à radiação solar, aumento da viscosidade do sangue e da pressão arterial e contração das artérias pelo frio.

No inverno, pode ocorrer aumento de até 50% nas internações e mortes por infarto agudo do coração comparado com o verão.

Nas regiões onde as temperaturas, no inverno, são muito baixas, esses fatos são observados ainda mais fortemente.

Uma das mais importantes revistas científicas do mundo publicou os resultados de uma pesquisa avaliando o papel das baixas temperaturas no inverno, ocorrência de viroses, vacinação contra gripe e ocorrência de infarto.

Nesse estudo, dentre os indivíduos avaliados na Austrália, 12% dos que tiveram um infarto tinham tido gripe previamente, enquanto somente 7% não haviam tido a infecção, portanto quase o dobro.

Ainda foi observado que os que receberam vacinação contra gripe tiveram 45% menos infarto do que os que não foram vacinados.

Esse estudo australiano não é o único no mundo que demonstrou redução de infartos nas pessoas que haviam recebido vacinação contra gripe. Resultados similares foram mostrados em 2010 e 2012. Um deles, realizado no Canadá, mostrou que o risco pode ser reduzido à metade.

Na Inglaterra, vacinação contra a gripe é recomendada para pessoas com mais de 65 anos e também para aquelas que apresentam alto risco para um ataque cardíaco, como diabéticos.

Esse fato, isoladamente, não é o único a ser considerado na prevenção de um ataque cardíaco no inverno ou em qualquer outra estação do ano.

É necessário sempre que tenhamos os cuidados essenciais com os fatores que determinam maior chance de complicações cardíacas, como abolição do tabagismo, manutenção de peso ideal, atividades físicas regulares e programadas, controle da pressão arterial, do colesterol e do açúcar, sempre nas quatro estações do ano.

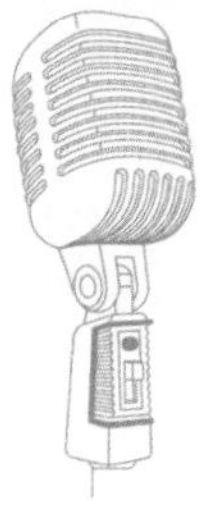

Estresse da vida moderna

Estresse está relacionado à maior incidência de doenças cardiovasculares.

Um grande estudo realizado em mais de 50 países, incluindo o Brasil, demonstrou correlação entre diferentes níveis de estresse e ocorrência de infarto do coração. Nele, as pessoas foram divididas em três grupos: aquelas que não referiram apresentar estresse, as que o apresentavam ocasionalmente e, por fim, as que tinham estresse continuado. Foram observados níveis crescentes, nessa ordem, de infarto demonstrando a relação entre estresse emocional e a doença.

Temos que reconhecer, portanto, ser o estresse um fator de risco que aumenta a chance de doenças cardíacas.

Estresse pode ser definido como as respostas físicas e emocionais causadas por situações que permitem ao indivíduo superar dificuldades e reagir a certas circunstâncias. Nesse sentido, trata-se de uma resposta necessária e adaptativa a determinadas situações.

Do ponto de vista físico, o estresse determina alterações hormonais, como maior secreção de adrenalina, o que eleva a pressão, e aumento dos batimentos cardíacos, o que contrai os vasos, causando maior dificuldade para a circulação e também arritmias cardíacas.

Pode ser o resultado de acontecimentos diversos bons e ruins ou de situações que se apresentam na nossa vida.

Uma situação real a qual todos estamos expostos e altamente geradora de estresse está relacionada às nossas necessidades de contato com as pessoas e instituições. Vou direto ao ponto: resolver, por um sistema de telefone, absolutamente impessoal, burocrático e não raramente cretino, um problema de sua conta bancária, de seu cartão de crédito ou, como já me ocorreu, da rede de tevê a cabo.

Sendo usuário de uma tevê a cabo muito conhecida, dei-me conta de que estava pagando mais do que o dobro do que paga minha filha por um serviço, não igual, mas muito parecido. Passo, então, a me expor ao fator de risco chamado estresse situacional, que tantos males pode nos causar.

A primeira ligação – ao todo foram seis – correu muito bem e a minha pressão e meus batimentos cardíacos mantinham-se normais, até o momento em que apontei ao atendente que o meu objetivo era mudar meu plano para um que me conferisse benefícios semelhantes com custo reduzido à metade.

Daí em diante, mais outras foram sendo feitas, sempre me remetendo a outro número com a geração de outro protocolo, outras orientações e outros milhares de gerúndios. Para o senhor poder estar solicitando, é preciso o senhor estar ligando...

Diante da minha reconhecida incapacidade de ter meu problema resolvido, busquei instâncias superiores e mais estresse, mais adrenalina e pressão alta: liguei para a Anatel! Mais 16 minutos de meu precioso tempo gasto e talvez, quem sabe, alguma solução. Espero sobreviver para lhes contar como acabará essa história.

Profilaxia do estresse deve ser feita primeiramente identificando a causa e verificando se é possível afastá-la.

Nesse caso isso não deverá ser possível. Cada vez mais, estaremos dependentes desses agentes estressores que nos consomem, causando-nos males à saúde e nos deixando sem ânimo – uma das consequências do estresse.

Se não for possível eliminar os agentes, será preciso criar estratégias para resolvê-los. Às vezes, a solução encontrada não é a ideal, mas a que se pode pôr em prática.

Foi o que fiz: resolvi que vou pagar por toda a vida o valor que essa operadora de tevê a cabo quiser me cobrar. Isso é injusto, mas é a forma que encontrei de não me expor a esse agente estressor. Quem sabe com isso eu adicionarei alguns anos a mais em minha vida, sem que tenha acrescido mais satisfação à minha vida.

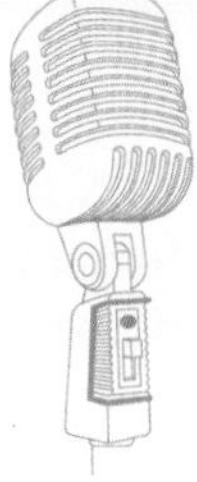

Adição de outras drogas ao tabaco

Dentre os fatores de risco – definidos como situações que, quando presentes, concorrem para o aparecimento de uma doença, se ainda não está presente, ou seu agravamento, se já existe –, o tabagismo é o primeiro na graduação de agravos à saúde cardiovascular.

Anteriormente definido como "estilo de vida", é hoje reconhecido como dependência química expondo os fumantes a inúmeras substâncias tóxicas.

Tabagismo está relacionado a 5 milhões de mortes por ano em todo o mundo, sendo 4 milhões delas em homens e 1 milhão em mulheres.

Há evidente aumento do risco de mortalidade por infarto, derrame, bronquite, enfisema e câncer com o uso de cigarros em qualquer quantidade, mas crescente com o aumento dele.

No estudo Interheart – o mais completo estudo sobre fatores de risco em populações de mais de 50 países, incluindo o Brasil –, o ato de fumar cigarros, de infarto, representou um risco três vezes maior, comparando-se pessoas que fumam com aquelas que não consomem tabaco.

No Brasil, um estudo similar mostrou que fumar mais do que cinco cigarros – cinco cigarros! – representou risco quase seis vezes maior!

A prevalência de consumo de cigarros no Brasil é variável.

As políticas de controle do tabaco reúnem medidas educativas e regulatórias. Adotadas de forma progressiva nos últimos 15 anos, hoje se traduzem em diminuição da prevalência de tabagismo e de mortes por doenças cardiovasculares e respiratórias, incluindo o câncer de pulmão. O saldo principal foi cerca de 420 mil vidas poupadas.

No entanto, ainda temos muito a fazer para que os quase 25 milhões de fumantes brasileiros deixem o cigarro e, principalmente, para evitar que esse número aumente. Em 2012, 19% dos estudantes brasileiros entre 13 e 15 anos experimentaram cigarros, segundo uma pesquisa do Ministério da Saúde.

Isso mostra que o produto ainda seduz o principal alvo das estratégias de marketing, dentre elas os aditivos colocados nos cigarros, ao bel-prazer de empresas de tabaco, para os tornar agradáveis ao paladar e aumentar o seu poder de causar dependência. Documentos internos dessas companhias revelam como e por que os aditivos são considerados centrais para atrair adolescentes e facilitar a iniciação no tabagismo.

Dr. José Alencar Gomes da Silva, do Instituto Nacional de Câncer (Inca), apontou em um brilhante artigo de sua autoria estratégias empregadas pela indústria do tabaco, como a colocação de açúcar e licores no cigarro, além da adição de amônia, o que torna ainda mais potente o efeito da nicotina, o que é altamente irritante para os pulmões.

Em 2012, a Anvisa proibiu os aditivos em produtos de tabaco. A indústria reagiu com intenso lobby contrário e ações judiciais para cassar a medida. Alguns parlamentares tentam aprovar uma lei que tira esse poder da Anvisa.

Dentre os fumantes, 90% são dependentes da nicotina e cerca de 80% querem deixar de fumar, mas não conseguem sem tratamento, e a mesma porcentagem teve o vício iniciado na adolescência.

Nesse artigo, o autor define que a medida da Anvisa cravou uma lança no coração do dragão: sua capacidade de captar novos fumantes entre adolescentes, para substituir os que morrem ou deixam de fumar. Por isso, não causa surpresa a pressão da Associação Brasileira da Indústria do Fumo (Abifumo) para rever a lista de aditivos que deveriam ser proibidos.

A decisão final da agência de manter a proibição de aditivos, como cravo e mentol, foi uma grande vitória.

Não é preciso pensar muito e nem se exige de legisladores um Q.I. elevado para entender a importância de uma luta ferrenha e continuada contra o tabagismo. Não há poder econômico que justifique os males causados à humanidade pela exposição ao tabagismo.

Estilo de vida das crianças

Há pelo menos duas décadas, criança era sinônimo de movimentação. Mal chegavam da escola e almoçavam meus filhos, por exemplo, andavam de bicicleta, corriam e brincavam sistematicamente com grande movimentação, quase implorando para que as tarefas e os estudos fossem deixados para a noite quando essas atividades não eram mais possíveis. Pouco ou nada de tevê que nem tinha lá grandes programas voltados a esse público específico.

Em agradável saudosismo, conversei recentemente com eles sobre isso. Futebol, bicicleta, amarelinha, pique-esconde e outros foram saudosamente lembrados como brincadeiras preferidas e frequentes. E olhe que eles são ainda adultos jovens.

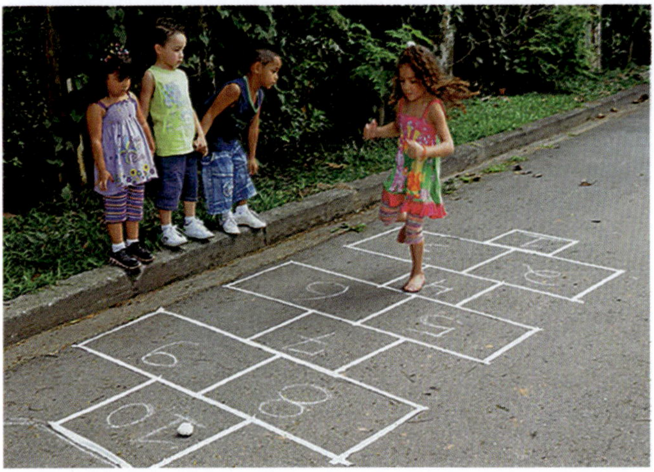

As crianças dos dias atuais estão se tornando obesas, são sedentárias e se dedicam pouco, ou quase nada, às atividades físicas regulares, desejáveis e saudáveis.

Resultado direto desse estilo de vida comum: obesidade, aumento das taxas de hipertensão na infância e adolescência, já tendo sido diagnosticados nelas casos de diabetes do tipo 2, anteriormente característicos apenas dos adultos.

As brincadeiras das crianças em outros tempos: saudosismo ou "saudismo"?

O sistema de avaliação de estilo de vida do Ministério da Saúde (Vigitel - Inquérito Telefônico - Vigitel), que é a sigla do termo "vigilância telefônica" - identificou, em sua última versão, que são despendidas quatro horas diárias para assistir à televisão!

Certamente, esse tempo é gasto em detrimento de atividades físicas que poderiam contribuir para minimizar esse dramático cenário que se estabelece. Mas, essas, do ponto de vista de saúde, não são as únicas preocupações com as crianças que deverão ser adotadas e continuamente executadas.

O conceito de saúde não deve, nem pode ser visto apenas como ausência de doença. É por definição perfeito bem-estar físico, social e psíquico da pessoa.

Assim, a criança merece que esse conjunto de condições lhe seja oferecido.

A educação como parte fundamental e entendida como a oferta de preceitos éticos e morais para serem os formadores do caráter precisa ser cuidadosamente considerada.

O livro de minha autoria, publicado pela Editora Manole - Selo Amarílis, *Histórias que inventei para minhas netas*, é parte de um processo de educação contando histórias que realmente foram criadas para Maria Helena e Luiza, mas que ensinam sempre conceitos sobre a inveja, o preconceito, a função das pessoas na sociedade, entre outros, que são aplicáveis a todas as crianças.

Histórias que inventei para as minhas netas, mas que servem para todos os netos e netas. Lições de ética, moral e vida saudável.

Não quero me deter apenas a esse cenário lamentável a que estão expostas nossas crianças, com a utilização descabida e intensa de recursos da eletrônica como a única forma de diversão - tevê, tablets, videogames -, nem às consequências do estilo de vida sedentário concorrendo para o aparecimento precoce de doenças que lhes ceifarão preciosos anos de vida.

Vamos fazer uma nova história para a vida e a saúde das crianças. Vamos criar histórias de bons exemplos para elas.

Eu me orgulho de ter inventado essas histórias, fazendo a minha parte, escrevendo-as e publicando-as na forma de um livro que espero as auxilie a ter bons exemplos e melhor qualidade de vida.

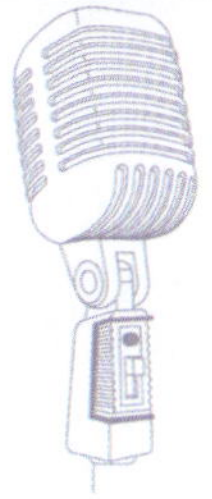

Barulho de avião e doença cardiovascular

Até uma década atrás, as viagens aéreas eram um luxo a ser desfrutado por poucas e privilegiadas pessoas.

Mais recentemente, o transporte aéreo tornou-se, como um sinal inequívoco de progresso, comum, usual e acessível à grande parte da população. Ponto positivo à evolução social e econômica na qual estamos inseridos.

A extensão do país e a precariedade de outros meios de transporte fizeram com que a aviação comercial tivesse uma expansão excepcional no Brasil.

O número de passageiros transportados na aviação civil brasileira em 2017 ultrapassou a marca dos 100 milhões. Ao todo, 101.354.228 usuários do transporte aéreo embarcaram em voos domésticos e internacionais.

Entretanto, a exposição aos altos níveis de ruído gerado pelas aeronaves pode estar relacionada com aumento do risco de doenças cardiovasculares. Um estudo decorrente de observação sistemática avaliou a relação entre o barulho produzido pelos aviões e doenças cardiovasculares.

Foram duas observações objetivando o mesmo fim. Na primeira, no Reino Unido, os pesquisadores compararam admissões e taxas de morte por derrame e infarto do coração ocorridas entre 2001 e 2005 em 12 municípios e nove distritos de Londres. Nessas áreas, com aproximadamente 3 milhões e 600 mil moradores, próximo do aeroporto de Heathrow, o nível de ruído durante o dia era de, pelo menos, 50 dB.

Para se ter uma ideia, um ruído considerado muito alto é o equivalente ao apito agudo de um guarda de trânsito e o ensurdecedor (100 a 120 dB), o equivalente ao de um avião decolando.

Os pesquisadores verificaram que em áreas de maiores níveis de ruídos - em torno de 63 dB (que equivale, por exemplo, ao ruído médio de algumas fábricas) - o risco de admissão hospitalar era 20% a 30% maior que nas áreas com ruídos menores do que 51 dB, para AVC, infarto do coração e doença cardiovascular.

Nessa mesma pesquisa, o risco de morte por AVC, infarto e doenças cardiovasculares em geral aumentou entre 15% e 20% nas áreas de mais altos níveis de ruídos gerados pelos aviões.

Embora durante a noite o nível fosse menor, ainda permaneceu aumentada a taxa de hospitalização dos moradores dessas áreas. O emprego pelas companhias aéreas de aeronaves menos ruidosas concorre para a redução dos riscos.

A pesquisadora Zosia Kmietowicz destaca que o estudo avaliou uma área de exposição e não se pode aplicar esses achados às pessoas individualmente, fato esse muito importante.

Há razões plausíveis para que o ruído aumente as taxas de doenças cardíacas. Isso poderia estar relacionado ao estresse gerado com aumentos sustentados da pressão arterial, da frequência cardíaca, além de causar distúrbios do sono, que estão também relacionados à maior chance desses tipos de doença.

Os autores enfatizaram, por fim, que há necessidade de outros estudos para comprovar essas observações iniciais. Eles lembram também aquilo que tenho sempre enfatizado, que é a necessidade de bom controle de outros fatores de risco, como colesterol, diabetes, tabagismo e obesidade.

Em outro estudo realizado em 2009, na Harvard School, nos Estados Unidos, em moradores das regiões de 89 aeroportos, para cada aumento de 10 dB no ruído, ocorreu um acréscimo de 3,5% nas taxas de internação hospitalar por doenças cardíacas.

Dr. Stephen Stansfeld, da Queen Mary University, de Londres, disse: "Como esses estudos nos dão evidências preliminares de que as exposições das pessoas a ruídos provenientes de aeronaves causam distúrbios do sono, redução da qualidade de vida, causando doenças cardíacas e aumento da mortalidade, as autoridades precisam pensar sobre o assunto e reprogramar aeroportos para áreas de menores densidades populacionais".

Nesse sentido, basta lembrar que boa parte dos 2.498 aeroportos existentes no Brasil está em áreas urbanas com boa densidade demográfica. Por exemplo, Recife, Congonhas, Ribeirão Preto e Guarulhos, em São Paulo.

O simples fato de indivíduos residirem em áreas próximas de grandes aeroportos, embora possa ter significados, não se constitui, isoladamente, em risco individual, sendo necessário avaliar os demais fatores presentes.

Educação para os filhos e melhora da saúde para os pais

Doenças cardiovasculares até bem pouco tempo eram características de homens idosos. As mulheres eram protegidas desses males e crianças e adolescentes não eram sequer considerados faixas etárias passíveis dessas doenças.

A realidade atual fez com que esses dois grupos mudassem de estilo de vida e passassem a estar expostos aos mesmos fatores de risco que determinam doenças do coração nos homens. Identificados os problemas, a busca de soluções se torna imperativa.

Ao consumo abusivo de alimentos indesejáveis e à gradativa redução das atividades físicas nas crianças, pode-se creditar o aumento de risco para desenvolvimento das doenças cardiocirculatórias nelas.

Identificadas as causas, como efetivamente as mudar a bem da melhor qualidade de vida e redução do risco por elas imposto?

O grupo de pesquisas coordenado por Prof. Bruno Caramelli, do Instituto do Coração da Universidade de São Paulo (Incor), realizou um estudo em 197 crianças com idade entre 6 e 10 anos. Uma parte delas recebeu orientações sobre os fatores de risco para doenças cardiovasculares (alimentação, atividade física) apenas na forma de material escrito. Outro grupo, além de receber o mesmo material, participou de aulas ministradas por cerca de dez meses por uma equipe multiprofissional. No início e no final do estudo, foram analisados o peso, a pressão arterial, os níveis sanguíneos de colesterol, triglicérides e de açúcar das crianças e de seus pais.

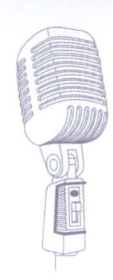

Por meio de uma escala consagrada para avaliação de risco, foi calculada a chance percentual de um infarto ocorrer, tanto dos pais quanto nos filhos. Além das 197 crianças, participaram do estudo 323 pais.

Os pesquisadores verificaram que no grupo que recebeu somente orientação escrita, 9,3% dos pais tinham 10% de risco de apresentar algum evento, enquanto no grupo que recebeu orientação prática e teórica a percentagem foi de 6,8%.

Nos pais dos alunos do grupo que recebeu educação intensiva, quando comparado ao grupo que recebeu somente textos, houve redução importante da pressão arterial, do peso, da fração ruim do colesterol sanguíneo (LDL) e redução do risco de eventos cardiovasculares. No grupo que recebeu educação intensiva, ocorreu redução de 91% do risco de doenças cardiovasculares nos pais, enquanto naquele que somente recebeu o material escrito, a redução foi de apenas 13%.

O trabalho de Dr. Caramelli mostra-nos que um programa de educação em prevenção de doença cardiovascular (a principal causa de mortes no País) dirigido a crianças em idade escolar pode melhorar as condições de saúde tanto das crianças (futuros adultos) quanto de seus pais. Essa é a grande mensagem!

Pela educação da criança, é possível modificar o comportamento dos pais. É oportuno que lembremos do dito popular: "É de pequenino que se torce o pepino".

A educação e o seu forte poder transformador foram os maiores determinantes para modificar valores relacionados à saúde.

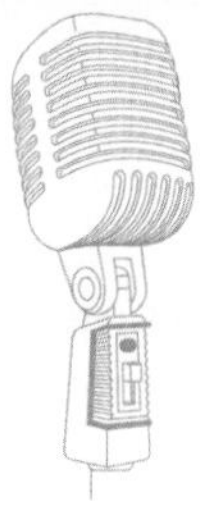

Energéticos: efeitos sobre o coração

As vendas das chamadas bebidas energéticas cresceram no Brasil 152% entre 2008 e 2011, segundo a Associação Brasileira das Indústrias de Refrigerantes e de Bebidas não Alcoólicas (Abir). O consumo *per capita* do produto no País é de meio litro por ano, principalmente pela população de 18 a 30 anos.

Entretanto, o uso de energéticos não é tão seguro quanto possa parecer, nem tão inócuo como se pode supor, sobretudo se consumido em doses abusivas.

Os energéticos podem causar insônia, aceleração ou irregularidade dos batimentos cardíacos ou arritmias, irritabilidade, insônia e agitação. Algumas dessas deletérias situações são, inclusive, as desejadas pelos usuários.

Após cinco casos de mortes relacionadas ao consumo de energéticos, os Estados Unidos lançaram uma investigação sobre a segurança desse tipo de bebida. Embora esse produto garanta um boom de energia, possui grande quantidade de cafeína, açúcar e outros ingredientes que podem levar a sérios efeitos colaterais. A cafeína é, em geral, cerca de três vezes maior do que a contida em uma xícara de café, além de outros estimulantes, quando se consome uma unidade usual de energético. Muitos contêm outros ingredientes, como guaraná, açaí, taurina, ginseng, creatina, inositol e *Ginkgo biloba*. Quando a bebida energética é misturada a álcool, pode gerar ainda mais efeitos colaterais.

Em um Congresso da Sociedade Norte-americana de Radiologia, foi apresentado um trabalho que ganhou muito destaque tanto nos meios científicos como na imprensa destinada ao público em geral.

Esse estudo concluiu que os drinques energéticos podem causar sérios aumentos da contração do músculo do coração em um período de uma hora após o seu consumo.

Foram avaliadas 18 pessoas saudáveis com 27 anos em média, submetidas à ressonância magnética cardíaca antes de tomarem um "drinque energético" contendo 32 mg de cafeína e 400 mg de taurina por 100 ml. Uma hora após a ingestão, elas foram novamente submetidas à nova ressonância cardíaca. Os investigadores observaram aumento do estresse do músculo do coração, representado por incremento na força com que o órgão bombeava o sangue.

Também concluíram que a despeito desses efeitos observados, principalmente em jovens e adolescentes, não há nenhuma legislação para sua comercialização.

"O consumo desse tipo de bebida pode ser ruim para o coração, especialmente se consumido por jovens e adolescentes já com algum problema cardíaco prévio", afirma Dr. Kim Williams, do Colégio Americano de Cardiologia.

De toda forma, a grande mensagem sobre o assunto está fundada naquilo que move outras situações comuns às várias pessoas e que estão ligadas aos desejos de respostas fáceis para situações comuns.

Nesse contexto estão os energéticos para oferecer bem-estar imediato, as dietas especiais para a perda rápida de peso, o uso de medicamentos por meio dos quais se buscam, não raramente, resultados que não serão alcançados ou que se o forem cobrarão preços altos à saúde. Não há milagres!

Busque uma vida saudável. Você terá os resultados do bem ou do mal que fizer ao seu corpo.

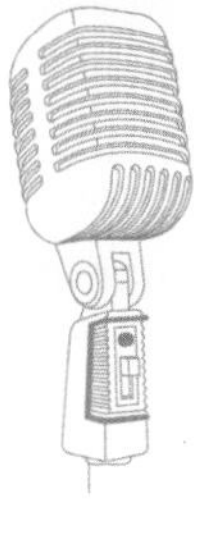

Gentileza e doenças cardiovasculares

Emoções, positivas ou não, exercem efeitos sobre a saúde. Isso se torna compreensível quando se vê o conceito de saúde que não se restringe ao simples fato da ausência de doença, mas como o completo bem-estar físico, mental e social.

Assim, fica claro que boas emoções, como cordialidade, generosidade e gentileza, podem fazer bem à saúde.

Em contrapartida, emoções indesejáveis, como estresse, ansiedade, depressão, raiva e ódio, entram no contexto das situações que contribuem para agravos à saúde, em geral, e ao coração, em particular.

No caso das emoções positivas, há ativação do sistema nervoso parassimpático que funciona como se fosse um breque de funções do organismo, reduzindo batimentos cardíacos e pressão arterial.

Ao contrário, as emoções indesejáveis podem fazer com que essas variáveis biológicas sejam aumentadas, levando à aceleração dos batimentos cardíacos e da pressão do sangue.

As Emissoras Pioneiras de Televisão (EPTV), em 2015, tiveram a feliz iniciativa de enaltecer as atitudes que se configuram como gentilezas. Por meio da repetição de um filme de muito bom gosto e qualidade ainda mais relevante todos os dias, em diversas apresentações, conclama as pessoas a se valerem da gentileza como um importante meio de ter saúde: bem-estar físico, mental e social.

Esse sentimento é maravilhoso e deveria ser perenizado ao longo do ano, e não fenecer passado o Natal. Razões não faltam para isso, além das de ordem orgânica que já citei.

No Rio de Janeiro, na década de 1980, viveu um artista que fazia, sob os viadutos, pinturas estimulando as emoções positivas. Ele, morto em 1996, cunhou a frase "gentileza gera gentileza", que deveria ser o lema das pessoas e a boa razão para se ter uma vida melhor em dias de tantas agressões mútuas. Atitudes de gentileza geram estados emocionais positivos.

O homem ancestral pode ter sobrevivido graças à rusticidade e à agressividade, mas o homem atual, afirma o professor Sam Bowles, sobreviveu graças ao altruísmo, à cooperação e à gentileza.

Segundo o professor Bowles, atitudes solícitas e gentis tendem a melhorar a qualidade de vida e as relações interpessoais. Como resultado do seu estudo, Bowles cunhou a expressão: a sobrevivência do mais gentil.

Esses sentimentos é que precisamos ter e perpetuar. Perpetuar, por conceito, é estendê-lo além do período de Natal, em que os espíritos estão mais desarmados.

Quero terminar valendo-me do célebre pensamento de Chico Xavier, homem que cultivou em sua vida o bem e a generosidade, que diz: "Embora ninguém possa voltar atrás e fazer um novo começo, qualquer um pode começar agora e fazer um novo fim".

Com esse pensamento, vamos fazer o bem agora, protegendo o coração hoje e preservando a saúde sempre.

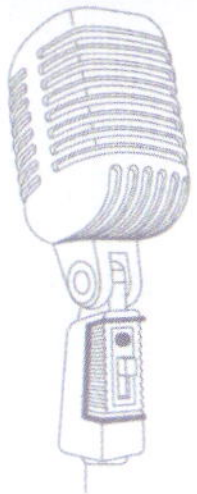

Receita para o Ano-Novo

Em 31 de dezembro temos a tradicional festa da passagem do Ano ou a festa do *Réveillon*. A propósito, a palavra *Réveillon* significa a virada do ano-novo e é uma derivação do verbo francês *réveiller*, que significa "despertar".

Nada mais oportuno, portanto, que possamos despertar para o propósito de melhor qualidade de vida nesse momento que é, usualmente, empregado para se estabelecer novas metas a serem atingidas.

Nesse período, com frequência, há excesso de alimentos e, particularmente, de bebidas. Pensando em comentar sobre os excessos de comida e bebida, não encontrei recomendação nem atenuantes para aconselhá-los.

Excesso de comida agudamente leva a alterações no organismo que podem criar comprometimentos da circulação sanguínea, bem como do aparelho digestivo, alguns deles expondo as pessoas que o praticam a doenças graves.

Igualmente consumir abusivamente bebidas alcoólicas eleva a pressão arterial, os batimentos cardíacos e a função do coração, além de causar outros problemas.

Novamente, quero lembrar que *Réveillon* é despertar de um novo ano, de uma nova vida, de novos propósitos de mudanças.

Não há contrariamente ao que dissemos excesso para se praticar o bem, a gentileza, a cordialidade, os bons costumes e as ações de civilidade.

Quero, como médico cardiologista, que durante todo ano falo com os ouvintes da CBN, prestando-lhes serviços de informação e orientação sobre as doenças cardíacas, fazer-lhes uma prescrição:

– Utilizem, sem moderação, todos os princípios que conduzem ao bem, façam uso deles quantas vezes no dia for conveniente, sem hora marcada, sem dose definida, mas com perseverança e de forma duradoura.

Não há efeitos colaterais, pois é um remédio sem qualquer custo, com resultados excepcionais sobre a saúde, concebida como bem-estar físico, mental e social.

Tenham um excelente *Réveillon* e todos os dias com muita saúde, utilizando o tratamento que lhes proponho. Diariamente!

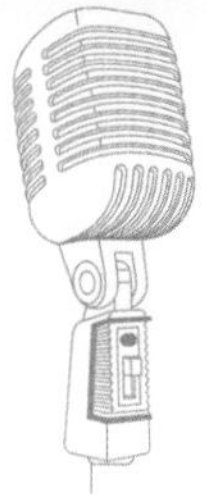

Polipílula: uma nova possibilidade?

Dados do Ministério da Saúde indicam que as doenças cardiovasculares, principalmente o infarto e o derrame, são as maiores causas de morte no País.

A soma de ambas as doenças seguramente é responsável por aproximadamente 300 mil mortes por ano no Brasil.

Há um grupo de fatores de risco para o desenvolvimento de doenças cardiovasculares muito comuns na população. O tratamento dessas condições, objetivando reduzir o risco, por exemplo, de infarto do coração e derrame cerebral, exige, usualmente, a utilização de medicamentos, de forma continuada, por toda a vida.

Como esses fatores de risco, na maior parte das vezes, cursam sem sintomas, grande parte dos indivíduos que estão sob tratamento orientado por seus médicos interrompe-o em algum momento. Sabe-se que a sua interrupção é diretamente proporcional ao número de medicamentos utilizados. Assim, quanto mais medicamentos prescritos, menores as chances de uso continuado.

Baseados nesses conhecimentos, cientistas têm proposto, e em alguns países esse procedimento já é empregado, um tratamento que reúne os medicamentos necessários em uma única apresentação denominada Polipílula.

A hipótese testada, inclusive no Brasil, foi baseada na expectativa de que o uso de 75 mg de aspirina, 10 mg de lisinopril, 12,5 mg de hidroclortiazida – medicamentos para controle da pressão – e de 20 mg de sinvastatina – para controle do colesterol – poderá reduzir em até 50% a incidência de doenças do coração e derrame em pessoas que nunca apresentaram nenhuma dessas doenças.

Pacientes com risco cardíaco aumentado poderão diminuir o número de remédios usados diariamente. Uma pílula que reúne quatro medicamentos para controlar a pressão, baixar o colesterol e prevenir o entupimento de vasos sanguíneos – três fatores que aumentam o risco cardíaco – poderá ser, em um futuro próximo, uma boa arma para redução de até 60% das doenças do aparelho circulatório, sobretudo naqueles indivíduos com risco mais alto de apresentá-las.

A adoção de um procedimento como a Polipílula poderá, portanto, representar uma forma de reduzir a primeira causa de morte no Brasil.

É seguramente o momento de se aguardar com boa expectativa que a utilização da Polipílula venha nos auxiliar no combate à primeira causa de morte no País e no mundo.

Devemos, entretanto, lembrar sempre que o que efetivamente pode contribuir para que essa meta seja alcançada não precisa passar pela utilização de medicamentos se um estilo de vida correto for praticado, entendendo-se por bom estilo de vida: abolição do tabagismo, prática regular de atividades físicas, controle apropriado do peso corporal e avaliações rotineiras de outros fatores, como pressão arterial e níveis de açúcar e colesterol no sangue.

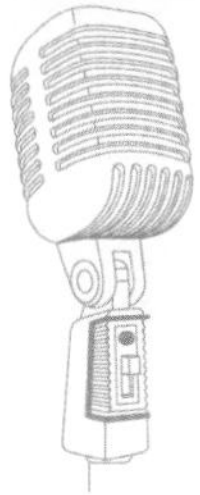

Poluição e doenças cardíacas

As doenças cardiovasculares constituem a primeira causa de mortalidade no mundo há muitos anos.

Até a década de 1930, as doenças infecciosas e parasitárias eram as líderes de causas de morte no planeta. Atribuía-se esse fato à falta de antibióticos que pudessem ser amplamente empregados para o tratamento das infecções em geral.

A história recente está repleta de mortes prematuras marcadas, sobretudo, por artistas e personalidades que sucumbiram muito jovens, por exemplo, à tuberculose. Um exemplo conhecido é o do compositor Noel Rosa, morto pela doença aos 28 anos.

Houve, entretanto, uma mudança de estilo de vida marcada principalmente por exposição de homens e mulheres a fatores de risco para o aparecimento das doenças cardiovasculares, como tabagismo, obesidade, hipertensão, sedentarismo, diabetes, estresse e colesterol alto.

A chamada "transição epidemiológica" modificando as características da população e as principais causas de mortalidade. A expectativa de vida era muito pequena em 1930, pois a população vivia fundamentalmente na zona rural e as doenças infectoparasitárias eram a principal causa de morte. Mais recentemente, outros fatores de risco identificados como emergentes estão sendo considerados contribuintes para o surgimento de doenças como infarto e derrames. Dentre esses, há registro de estreita relação entre poluição e risco de ataque cardíaco.

Um estudo mostrou dados obtidos em aproximadamente 100 mil indivíduos em cinco países da Europa, apontando que para cada 5 $\mu g/m^3$ de agentes poluentes denominados partículas finas, ocorreu um aumento de 13% no risco de incidência de ataque cardíaco, fazendo-se as devidas correções para a exposição desses indivíduos a outros fatores de risco, como consumo de cigarros.

Da mesma forma, foi confirmada a correlação direta entre ocorrência de tipos de câncer e poluição da atmosfera, como a fumaça produzida pelos veículos e pela indústria.

Os autores desse intrigante trabalho demonstraram ainda que mesmo em níveis mais baixos do que 5 µg (micrograma é a milésima parte do grama) de poluentes por metro cúbico de ar os efeitos deletérios da poluição do ar podem ser observados.

Dr. Jon Ayres, professor da Universidade de Birmingham, afirma que não há mais dúvidas de que a redução da poluição pode ser um fator decisivo para a redução do risco de doenças cardíacas.

Ainda nesse sentido, dados do Reino Unido mostram que 30 mil pessoas morrem prematuramente, a cada ano, na Inglaterra como causa direta da exposição à poluição. Essas mortes estariam ligadas a doenças pulmonares, câncer e problemas cardíacos.

Embora esse estudo tenha sido conduzido em países europeus, é bastante razoável que esses dados possam ser aplicados à população brasileira.

Há necessidade do controle dos fatores de risco para o aparecimento das doenças circulatórias, como consumo de cigarros, obesidade, diabetes, hipertensão, colesterol alto, sedentarismo, entre outros.

Fatores emergentes certamente em um futuro próximo também deverão ser considerados. A poluição do ar muito provavelmente estará entre esses novos fatores que estão surgindo.

Ataques cardíacos nas noites de fim de semana

Há evidências de maior ocorrência de infartos do coração e derrame cerebral nas primeiras horas da manhã.

Explicações existem para esses achados e estão ligadas a elevação da pressão arterial e maior probabilidade de formação de coágulos nesse período do dia.

Estima-se que no Brasil ocorram cerca de 300 mil mortes por ano em decorrência dessas duas causas de morte, as mais comuns dentre todas as outras.

O estudo dessas variações biológicas ao longo do dia denomina-se cronobiologia e, em função desses conhecimentos, começam a ser definidas ações terapêuticas que atendam a esses conhecimentos. Os tratamentos propostos para determinados momentos das 24 horas do dia, levando-se em conta esses aspectos, denominam-se cronoterapêutica – ou tratamento em determinadas horas.

Estudos desenvolvidos nos Estados Unidos, Canadá e alguns países da Europa, totalizando aproximadamente 2 milhões de pessoas avaliadas, verificaram que pacientes que tiveram ataques cardíacos nos fins de semana, particularmente à noite, apresentaram 5% a mais de chance de morte no momento ou mesmo 30 dias após o fato ter ocorrido.

Isso se deveria a vários fatos, mas com relação ao infarto do coração, em que 15 minutos de atraso resultará em 10 a 15% a mais na mortalidade, a falta das mesmas condições usualmente presentes nos dias comuns da semana terá grande impacto.

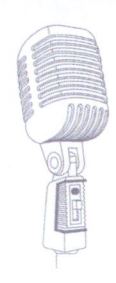

No infarto do coração, que necessita de tratamento idealmente com menos de 90 minutos desde sua ocorrência, essa pode ser uma razão, pois não estão disponíveis, usualmente, os mesmos recursos e pessoal dos momentos que representam os dias usuais de trabalho.

Esses fatos não são exclusividade de países em desenvolvimento, como o Brasil, havendo dados decorrentes de observações na Europa e nos Estados Unidos.

Um aspecto que também costuma ser relevante é que muitas pessoas negligenciam seus tratamentos nos fins de semana, faltando, por exemplo, com a tomada dos medicamentos ou expondo-se ao consumo abusivo de bebidas e sal. Além do mais, para evitar o desconforto de ir ao hospital em busca de atendimento, negligenciam também os cuidados médicos.

Essas condutas poderão, somadas, expor pessoas a maior risco de ataques do coração. Há com muita frequência elevação da pressão arterial própria da segunda-feira em decorrência de maus hábitos praticados no fim de semana.

A mensagem decorrente dessa observação é que há constante necessidade de cuidados com a saúde e permanente controle dos fatores que podem concorrer para maior probabilidade de ocorrência de doenças da circulação, promovendo-se controle do tabagismo, da pressão arterial, do peso corporal e do colesterol, evitando-se o excesso de consumo de sal, praticando-se exercícios físicos apropriados, evitando-se estresse excessivo, buscando, enfim, qualidade de vida adequada aos melhores cuidados com a saúde, durante todos os dias. Incluindo os fins de semana.

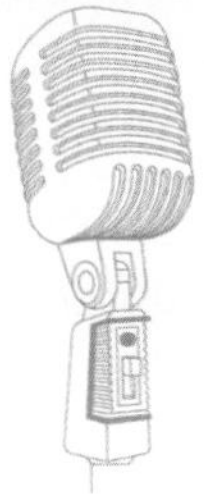

Papel do HDL, o "bom colesterol"

Existem dois tipos principais de colesterol, respectivamente, chamados de HDL - ou "colesterol bom" - e LDL - ou "colesterol ruim".

Essa denominação é decorrente de o primeiro - o HDL - ser considerado um detergente das artérias, limpando gorduras, enquanto o outro - o LDL - é o que determina a formação das placas de aterosclerose que são responsáveis pela oclusão das artérias e suas consequências, como infartos do coração e derrames cerebrais.

O HDL foi correlacionado em muitos estudos como responsável pela proteção contra a aterosclerose. Em vários estudos de comunidades seguidas por muitos anos, HDL baixo esteve relacionado à maior probabilidade de infarto, enquanto valores altos (em geral, acima de 45 mg/dl) foram pareados com menores taxas de doença das coronárias.

É curioso, entretanto, que todas as tentativas de promover o seu aumento não foram bem-sucedidas. Isso foi testado com o uso de medicações sem sucesso ou com a necessidade de interrupção do seu emprego por efeitos adversos inaceitáveis.

Esse se constitui, por isso, em um processo intrigante, em que se mostra que HDL baixo está relacionado à maior ocorrência de doenças, mas o seu aumento não se correlacionou à maior proteção contra elas.

Já o LDL colesterol guarda relação direta com a ocorrência de doenças circulatórias. Qual seja o LDL acima dos valores normais, maior será a chance de doenças, enquanto sua redução é ligada à menor probabilidade de infartos do coração, por exemplo.

Há dados demonstrando que para diminuição de 30% no LDL colesterol, obteremos reduções de 33% para mortalidade de infartos, 29% para derrames cerebrais e 22% de mortalidade por todas as causas circulatórias.

Sabe-se, entretanto, que alimentação saudável representada, por exemplo, por consumo reduzido de gorduras animais, maiores quantidades de verduras, frutas e legumes, baixa ingestão de açúcares aliada à prática regular de exercícios físicos, pode aumentar o HDL.

É, portanto, necessário que tenhamos em mente – e reforço mais uma vez esse assunto – a necessidade de identificar os chamados fatores de risco para doenças cardíacas e circulatórias, entre eles: tabagismo, obesidade, hipertensão, obesidade, inatividade física, estresse emocional e o próprio colesterol, e exerçamos controles adequados sobre eles.

Isso feito, buscar o controle é o que mais pode nos auxiliar na redução das 300 mil mortes anuais em decorrência das doenças cardiocirculatórias. As pessoas precisam procurar identificar e corrigir esses fatores. Contudo, cabe aos médicos lhes dar orientações adequadas e pertinentes a cada caso. Não há milagres, mas ações e atitudes.

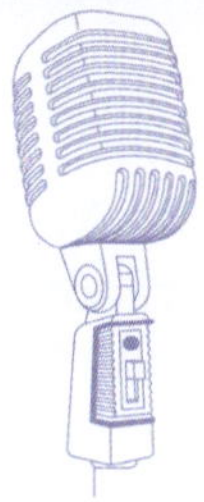

Obesidade na infância e na adolescência

As transições que representam as mudanças que ocorrem na passagem da infância para a adolescência e dessa fase para a adulta são marcantes sob vários aspectos.

Hábitos de vida são fundamentais para que essas mudanças sejam naturalmente estabelecidas. Dentre elas, podemos incluir alimentação e atividades físicas, por exemplo, contribuindo para que a criança e o jovem possam sentir-se melhor.

Ademais, alimentação e dieta saudáveis, bem como se manter ativo fisicamente, contribuem para prevenir doenças como diabetes, hipertensão, alterações do colesterol, osteoporose, derrame, além de alguns tipos de câncer no futuro.

Esse tem sido um assunto muito pesquisado nos últimos tempos, correlacionando hábitos de vida nas fases mais jovens com a ocorrência de doenças como essas citadas na fase adulta.

Pesquisas mostraram que crianças e adolescentes obesos que dormiam mal tiveram mais chances de desenvolver diabetes e doenças cardíacas. Foram avaliados adolescentes de 11 a 17 anos. Apenas 30% praticavam pelo menos uma hora de atividades físicas ao dia e somente 20% deles dormiam pelo menos oito horas por noite.

Um artigo publicado em uma importante e internacionalmente conhecida revista de pediatria mostrou que a qualidade de vida desses adolescentes estudados poderia intervir no prognóstico com relação ao aparecimento de doenças do aparelho circulatório.

No Brasil, hábitos alimentares e atividade física entre crianças e adolescentes estão muito longe do ideal. Foi constatado pelo Ministério da Saúde que 25,8% da população brasileira despende, pelo menos cinco vezes na semana, de mais de três horas por dia assistindo à televisão, não sendo esses números diferentes para crianças e adolescentes.

Como consequência direta da inatividade física, decorre o excesso de peso – que está presente em mais da metade da população –, além de diabetes com prevalência aproximada de 7%, hipertensão ocorrendo em 30% dos adultos e quase 5% das pessoas com menos de 18 anos e alterações do colesterol no sangue em 17% do povo brasileiro.

Um estudo que avaliou o papel de hábitos de vida nas crianças e adolescentes ressalta o valor e a importância da vida saudável na infância para a saúde na vida adulta.

A conclusão é que devemos nos cuidar sempre – e desde a infância – para que tenhamos a saúde preservada em todos os tempos.

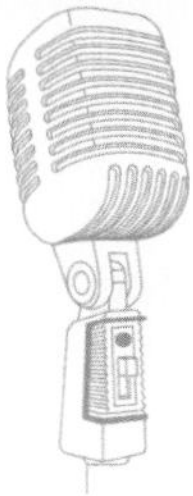

Testosterona e ataques cardíacos

Testosterona é um hormônio responsável por efeitos tanto nos homens quanto nas mulheres. É produzida nos homens pelos testículos e responsável por importantes ações no organismo humano.

A testosterona é responsável pelo desenvolvimento e manutenção das características masculinas normais, sendo também importante para a função e o desempenho sexuais normais. Apesar de ser encontrada em ambos os sexos, em média, o organismo de um adulto do sexo masculino produz cerca de vinte a trinta vezes mais testosterona que a mulher, e após os 50 anos, a concentração de testosterona apresenta queda de 1% ao ano. Outros fatores como o genético, o tabagismo, a obesidade e o alcoolismo explicam também essa queda. Alteração da função cardíaca pode associar-se à deficiência de testosterona e também à diminuição da formação de placas de aterosclerose que vão obstruir as artérias.

A testosterona também é responsável pelo maior desenvolvimento da massa muscular nos homens, em relação às mulheres.

Esses fatos têm determinado que pessoas façam uso suplementar desse hormônio para conseguir obter esses fins, sem adequada orientação médica.

Um estudo recente mostrou que altos níveis de testosterona, ainda que por períodos curtos de seis a 12 horas, causaram morte de células nervosas.

A natureza se encarrega de manter naturalmente esse equilíbrio na maioria das vezes nas pessoas.

A suplementação de testosterona não apropriadamente feita e sob orientações médicas cuidadosas resultou em aumento de ataques cardíacos em homens.

Homens que fizeram uso abusivo de testosterona para aumentar o apetite sexual ou com a finalidade de aumento da massa muscular apresentaram o dobro de chance de ataques cardíacos quando tinham idade superior a 65 anos, enquanto nos mais jovens essa chance foi três vezes maior.

Nos Estados Unidos, a utilização de testosterona não prescrita adequadamente por médicos aumentou cinco vezes entre 2000 e 2011.

Desse modo e considerando todos esses fatos, a mensagem é que a procura de resultados milagrosos com a suplementação abusiva e não devidamente orientada de testosterona em busca de resultados imediatos para algumas situações desejadas não é recomendada, constituindo-se em atitude que pode ter um custo muito alto para a saúde do coração e da circulação.

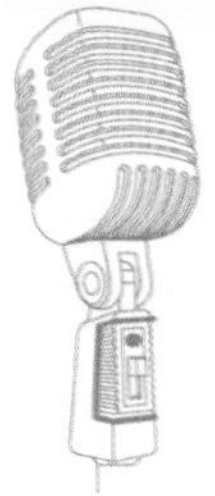

Risco do fumante passivo

O vício de fumar representa risco elevadíssimo para a ocorrência de doenças cardiovasculares. Fumar de 10 a 20 cigarros ao dia determina chance de aproximadamente quatro vezes (400% maior) de infarto do coração quando comparada à de pessoas não fumantes.

O consumo mínimo de dois cigarros ao dia, interpretado por muitos como sem risco, acresce 30% a mais na probabilidade de ataque do coração. Entretanto, um fato poucas vezes considerado é o que se denomina de fumante passivo.

Define-se tabagismo passivo como a inalação da fumaça de derivados do tabaco (cigarro, charuto, cigarrilhas, cachimbo e outros produtores de fumaça) por indivíduos não fumantes, que convivem com fumantes em ambientes fechados. O tabagismo passivo é uma importante causa de morte evitável no mundo.

O risco do fumante passivo é estimado por várias estatísticas e pode ser considerado em adultos como causador de 30% a mais de câncer de pulmão, sendo 24% maior a chance de infarto do coração comparada à de quem não se expõe a esse fator. Nas crianças, observa-se maior frequência de gripes e resfriados, além de infecções de ouvidos, pneumonias e piora da asma.

Fumantes passivos também sofrem os efeitos imediatos da poluição tabagística ambiental, como irritação nos olhos, manifestações nasais, tosse, dores de cabeça, aumento da ocorrência de problemas alérgicos, principalmente das vias respiratórias, além dos já citados problemas cardíacos. Outros efeitos em médio e longo prazos são redução da capacidade funcional respiratória (o quanto o pulmão é capaz de exercer a sua função), aumento do risco de ter aterosclerose e do número de infecções respiratórias.

Em recém-nascidos, observaram-se cinco vezes mais mortes súbitas e maior chance de doenças pulmonares, como pneumonia até o primeiro ano de vida, sendo isso diretamente proporcional ao número de fumantes em casa.

Um recente trabalho avaliou crianças e adolescentes que viviam em casas onde os pais eram fumantes. Nesse estudo, os médicos avaliaram a função das artérias responsáveis pela circulação do organismo, papel essencial para a manutenção da vida.

Em crianças e adolescentes estudados até a idade de 25 anos, observaram-se alterações das carótidas – as artérias que irrigam o cérebro – mais frequentes na proporção direta de apenas um dos pais fumantes ou ambos, sendo maior a alteração quando pai e mãe eram fumantes.

Isso nos mostra que a abolição do tabagismo extrapola os benefícios daqueles diretamente observados nos consumidores do tabaco para os que convivem com esses fumantes.

Insônia e risco de derrame cerebral

Derrame cerebral mata aproximadamente 150 mil pessoas por ano no Brasil. Além desse forte impacto sobre a saúde cardiovascular, ainda é responsável por considerável número de invalidezes temporárias ou permanentes.

São considerados fatores principais de risco para AVC ou derrame cerebral: consumo de cigarros, pressão alta, diabetes e colesterol alto. Uma recente pesquisa mostrou também relação entre insônia e AVC.

Insônia é uma alteração muito comum, sendo considerada quando as pessoas têm problemas em adormecer, permanecer dormindo ou ambos. É possível também a definir como aguda ou crônica.

Nos casos crônicos, as pessoas poderão ser acometidas no dia seguinte a irritabilidade, sonolência, dificuldade de concentração e ansiedade.

Uma pesquisa mostrou que insônia, particularmente em adultos jovens, aumentou o risco de derrame cerebral. Pessoas na faixa de 18 a 34 anos com insônia por quatro anos tiveram chance 54% maior de hospitalização pela doença. A chance de terem derrame chegou a oito vezes mais comparada com a de quem dorme bem.

Mais de 21 mil pessoas com insônia foram comparadas com 64 mil outras com sono normal em um estudo realizado em Taiwan. Nos indivíduos que dormiam mal, os investigadores encontraram também mais chance de aparecimento de diabetes, pressão alta e colesterol elevado.

Esses achados estão, entretanto, no grupo dos estudos observacionais que necessitam de comprovação em outras pesquisas especialmente desenvolvidas para esse fim.

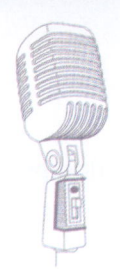

De todo modo, dormir bem deve ser um fato a ser conseguido por todos, pois é parte de uma boa qualidade de vida.

Se não dormir bem é seu problema, procure orientação médica.

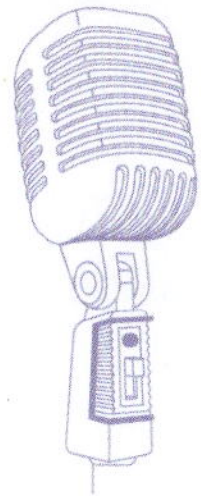

Novas ideias sobre exercícios físicos

Você, por acaso, é daqueles que não tem tempo e deixa para se exercitar somente quando abre uma brecha na agenda? Ou, então, é sedentário e acredita que aquela caminhada ou corrida mais forte no parque/clube/praia, uma vez por semana, é o suficiente para cuidar da saúde, recuperando o tempo perdido sem atividades?

Um artigo publicado pelo *Journal of American Medical Association*, que revisou os resultados de 14 estudos, mostrou que o exercício físico esporádico e intenso pode aumentar os riscos de problemas cardíacos em até 2,7 vezes.

Esse estudo é polêmico pelo seu aspecto controverso, que pode gerar interpretações falsas de que é melhor não se exercitar do que fazer exercícios físicos esporadicamente. Na verdade, a intenção do estudo não é essa, mas sim mostrar que exercício físico intenso, praticado isoladamente, pode ser o gatilho de algum problema desfavorável para a saúde.

Andar pelo menos cinco vezes na semana em ritmo apropriado a cada indivíduo é a recomendação da OMS para aqueles que querem ter um coração saudável.

O exercício aeróbico – como nadar, andar e correr, por exemplo –, praticado de forma contínua por períodos prolongados –, diminui as chances de problemas cardiovasculares, aumentando e melhorando a qualidade de vida do indivíduo. Muitos são os benefícios para a saúde, todos eles bem divulgados, mas, mesmo com todos os fatores positivos, as pessoas não conseguem transformar essa atividade em parte integrante de suas vidas, seja por preguiça, seja até mesmo por enfado.

Atentos a esse comportamento, os médicos especialistas recomendam a seus pacientes o treino intervalado, adotado por muitos atletas e que consiste em intercalar ritmo forte ou moderado de treinamento com outros mais leves, de recuperação ou repouso, em caminhada, ciclismo ou corrida.

O exercício intercalado é mais desafiador, quebrando a monotonia do ritmo constante e tornando a prática mais prazerosa, com maior liberação de endorfina, que é a substância associada às sensações de prazer e relaxamento.

Além do aspecto de estímulo ao praticante, esse treino tem algumas vantagens sobre os aeróbicos constantes. Diminui a fadiga diária, aumenta a oxigenação no corpo, reduz a gordura corporal (a caminhada, por exemplo, age mais sobre a gordura do sangue) e melhora o condicionamento cardiorrespiratório.

O treino, além dos benefícios ao sistema cardiorrespiratório, está associado a melhor resistência muscular e ao combate à obesidade, à hipertensão arterial e ao diabetes. Um estudo feito pela Universidade de Atenas, na Grécia, demonstrou que treinos intervalados praticados rotineiramente melhoram muito a qualidade de vida de portadores de insuficiência cardíaca crônica – um problema grave do coração.

Contudo, não se iluda que o indivíduo pode sair praticando esse tipo de treino; é necessário passar por uma avaliação médica diferenciada em relação a que deve ser feita comumente para a prática de outras atividades físicas.

A consulta é o começo para surpreender doenças preexistentes, indicando níveis e limites de treinamento a serem seguidos.

Mas, então, esse aumento de quase três vezes no risco de se ter um ataque cardíaco tem confiabilidade? Parece que sim, nas condições em que o exercício seja praticado intensamente em um momento único: o futebol competitivo e de longa duração no final de semana ou uma corrida de impacto igualmente em um dia de folga e isolado.

Outra pesquisa realizada com 6 milhões de membros de academias nos Estados Unidos, durante dois anos, analisou 66 mortes de alunos e constatou que, desse total, 70% exercitavam-se somente uma vez por semana em grande intensidade, para recuperar os dias perdidos de academia.

A regra é, pois, fazer atividade física adequada a cada indivíduo de forma regular e orientada rigorosamente por avaliação profissional bem-feita.

Assim, a saúde cardiovascular agradecerá sua importante ajuda.

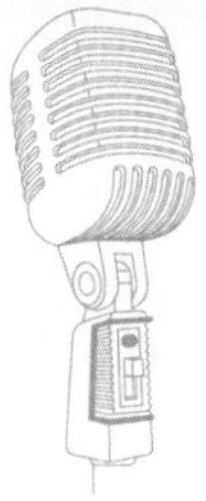

Epidemia de obesidade

A repetição de uma informação é uma forma reconhecida pelos especialistas como uma maneira de memorização.

Assim é com esse assunto já comentado em outras lições para cuidar bem do coração: a obesidade.

Novamente, o assunto foi motivo de grande divulgação na imprensa nos últimos dias, em razão de uma nova publicação em revista científica de repercussão mundial.

A prevalência de obesidade foi motivo de publicação envolvendo pesquisadores sobre o assunto de todo o mundo, inclusive o Brasil.

Em 2010, sobrepeso e obesidade foram responsáveis por 3,4 milhões de mortes, 3,9% de anos de vida perdidos e 3,8% de algum grau de incapacidade.

Nesse novo estudo sobre obesidade e excesso de peso, compararam-se as tendências de 1980 a 2013 em adultos e crianças. Em todo o mundo, nesse período avaliado, pessoas adultas com sobrepeso ou obesidade aumentaram de 28% para 36,9% entre os homens e de 29,8% para 38% em mulheres.

Contudo, o mais impressionante foi o aumento observado entre crianças e adolescentes, particularmente nos países em desenvolvimento, como o Brasil, onde em 1980 esses números para os meninos eram de 8,1%, passando para 12,9%, enquanto para as meninas, em igual período, os números passaram de 8,4% para 13,4%.

Assim, podemos concluir que o aumento de algum grau de alteração do peso cresceu em 60% nas crianças e adolescentes masculinos, enquanto para as do sexo feminino esse aumento foi de 59,5%.

Em 2013, 23,8% dos meninos e 22,6% das meninas estavam com o peso acima do normal em países desenvolvidos, como os Estados Unidos, país reconhecidamente de hábitos alimentares muito ruins.

No mundo, esse quadro tem uma dramacidade que pode ser avaliada pelos seguintes números: em 1980, tínhamos aproximadamente 850 milhões de pessoas com sobrepeso e obesidade, número esse que passou em 2013 para 2,1 bilhões, ou seja, um terço da população mundial.

Bem, se o impacto dos números por si só não fosse alarmante, vejamos ainda mais:

- A obesidade concorre para o dobro de chance de infarto do coração, por exemplo.
- Ainda mais, o excesso de peso dificulta a ação da insulina, que é o hormônio que "queima" o açúcar e, assim, torna mais fácil o aparecimento de diabetes – doença muito grave.
- Obesidade tornou-se uma epidemia mundial nos últimos anos, fruto de grande inatividade física e abuso ostensivo de alimentos, sobretudo os calóricos.

Estima-se no Brasil que obesidade esteja em torno de 14%, enquanto algum grau de excesso de peso represente 52%.

O tratamento da obesidade deve basear-se em dietas rigorosamente prescritas por médicos, preferencialmente nutrólogos ou nutricionistas.

Medicamentos para inibir o apetite são ainda controversos e suas utilizações, não recomendadas.

Resta-nos cuidados em busca de vida saudável e futuro melhor.

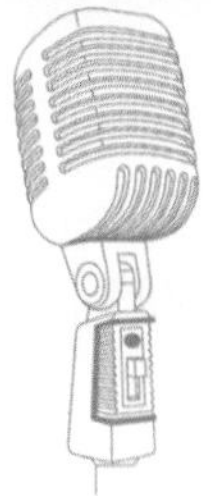

Por que mudar hábitos de vida?

Em outros textos, falamos da necessidade de bons hábitos de vida.

Considerando que hábitos saudáveis são representados basicamente por não fumar, fazer atividades físicas regulares, manter peso adequado à condição física de cada um, tendo alimentação saudável - representada por ingestão diária de frutas, legumes, fibras, pouco açúcar e sal, além de moderado consumo de gorduras, sobretudo as de origem animal.

Em medicina, quando tratamos de benefícios de determinada conduta ou orientação, é obrigatória a demonstração de que sua prática determina benefícios e redução de mortalidade em uma certa população.

Na Europa, foram estudados os benefícios de três intervenções sobre a mortalidade de uma população de indivíduos idosos.

Foram avaliados os papéis de uma dieta ideal como a anteriormente descrita - identificada como dieta do mediterrâneo –, a prática regular de atividades físicas e a abolição do consumo de cigarros.

Foram obtidas reduções na mortalidade total, em infartos do coração, doenças cardíacas em geral e na ocorrência de câncer.

Alguns números obtidos nesse estudo atestam os benefícios de uma boa qualidade de vida.

Uma dieta adequada, como a anteriormente citada, reduzirá a mortalidade total em 23%, enquanto serão reduzidos em 39% infartos e doenças cardíacas e câncer em 10%.

Fazer atividades físicas regularmente reduz a mortalidade em 37%, infartos em 28%, doenças cardíacas em 35% e câncer em 26%.

Parar de fumar traz redução da mortalidade populacional equivalente a 35%, 20% menos infartos, 38% menos doenças cardíacas e – anotem bem! – 53% de todos os tipos de câncer.

Hábitos saudáveis de vida determinam, sem dúvida, benefícios diminuindo a mortalidade, infartos do coração, doenças cardíacas em geral e mesmo a incidência de câncer.

Vale a pena investir em sua saúde e em sua longevidade, adotando hábitos saudáveis.

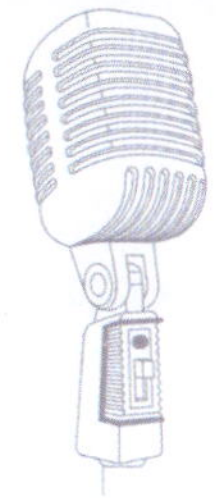

Hostilidade, depressão e AVC

Bom comportamento está diretamente ligado a bem-estar. Tem relação também direta com menos ativação do sistema nervoso simpático – aquele cujo estímulo libera adrenalina, um potente acelerador das funções cardíacas: pressão arterial e batimentos do coração, por exemplo.

Comportamentos hostis, ansiedade e depressão podem determinar alterações expressivas no sistema cardiovascular por esse mecanismo.

Um relatório divulgado pela Associação Americana de Cardiologia nos dá conta de que pode dobrar a chance de derrame cerebral quando há comportamento hostil em pessoas de meia-idade ou mesmo em adultos mais velhos.

O estudo também indicou que alterações da personalidade, como a depressão, e altos níveis de estresse aumentam o risco de AVC.

Nesse estudo, foram avaliados 6.700 adultos com idades entre 45 e 84 anos que responderam a um questionário para avaliar os seus estados mental e comportamental, tendo sido seguidos por 11 anos.

Depressão foi responsável por um aumento de 86% do risco de AVC definitivo ou transitório, enquanto o estresse elevou o risco em 59%.

Hostilidade – um comportamento comum nos dias atuais – dobrou o risco de derrame nos indivíduos estudados e com esse traço de personalidade.

O estudo encontrou também uma relação direta entre pensamentos negativos e derrame transitório ou definitivo, condições que podem afetar também as estruturas cerebrais.

Os autores desse inédito trabalho ressaltam a necessidade de as pessoas conhecerem os problemas causados à saúde por essas alterações de comportamento.

Após oito anos e meio de seguimento 3% dos indivíduos seguidos apresentaram AVC de qualquer tipo, vinculados, particularmente, a alterações comportamentais.

Os autores tiveram o cuidado de excluir outros fatores determinantes, como idade, raça, sexo, pressão alta, consumo de cigarros e outros problemas de saúde que poderiam aumentar a chance da doença.

Outros estudos já demonstraram também a maior chance de infarto do coração relacionado a esses tipos comportamentais.

Uma orientação decorrente desse conhecimento é que as pessoas não devem sofrer em silêncio ou, ainda mais, não precisam expressar, por meio de comportamentos inadequados, frustrações e problemas.

Procurar ajuda nesses casos é ajudar-se e também àqueles com quem você convive.

Seja gentil com você mesmo e ainda mais com os outros.

Termino com palavras de um anônimo: "Um abraço é o presente perfeito – Ele serve para todos os tamanhos e ninguém vai se importar se você quiser devolvê-lo".

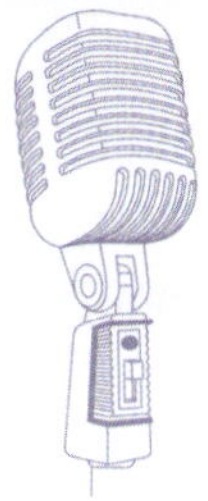

Drogas ilícitas e doenças cardiovasculares

Quando fazia meu treinamento em Cardiologia no Hospital das Clínicas da Faculdade de Medicina da USP, em Ribeirão Preto, no final da década de 1970, um dos critérios de exclusão de infarto era a idade. Não era raro que eu fosse chamado para examinar um paciente com dor no peito e já formava uma ideia quase certa de exclusão da doença ao saber que ele tinha, por exemplo, 22 anos de idade.

Esse fato mudou substancialmente nos dias atuais. Centenas de jovens por todo o mundo sofrem infarto do coração, com a alta mortalidade que caracteriza essa grave doença, por conta do consumo de cocaína. Nesse lamentável quesito, o Brasil tem posição destacada.

O consumo de cocaína no nosso país mais do que dobrou nos últimos dez anos, sendo quatro vezes maior do que a média de consumo mundial e também maior do que nas Américas do Sul e Norte.

O uso dessa droga ilícita era, em 2005, restrito a 0,7% das pessoas entre 12 e 65 anos, tendo passado para 1,75% nessa mesma faixa etária em 2011.

Quase 15 milhões de pessoas na América do Sul consomem regularmente maconha. Novamente, o Brasil em desconfortável posição de liderança.

Mais penoso que o consumo extremamente maléfico dessas duas substâncias – cocaína e maconha – vem crescendo dramaticamente o uso da pior dentre as ruins: o crack.

Novamente, o destaque perverso: o Brasil é o primeiro em consumo de crack, ocupando o também desonroso segundo lugar no uso de cocaína.

Todas essas drogas têm em comum o fato de desenvolverem dependência, já que um tempo variável após o seu uso o usuário se abate em profunda depressão, ansiedade, agressividade e outros comportamentos que o induzem a novo consumo.

Sobre a saúde do coração e da circulação, o uso de todas elas resultará em aumento dos batimentos cardíacos, da pressão arterial e dos fatores de coagulação, possibilitando a formação de coágulos, entre outros problemas.

Isso resultando em duas possibilidades igualmente graves: ocorrência de infarto do coração e derrame cerebral.

Lesões definitivas em órgãos nobres do organismo também fazem parte desse conjunto de maldades causadas pelo uso de drogas ilícitas. Contudo, quero considerar também um fato que entra no conjunto das degradações pelas quais passa a experimentar o usuário dessas porcarias: as degradações moral e afetiva.

Sob o uso e o efeito das drogas, temos visto as mais abomináveis atitudes que resultam em crimes hediondos e condutas inimagináveis. A imprensa povoa nossas mentes diariamente com essas notícias.

O amor pelo filho está na gradação dos afetos e sentimentos possíveis em absoluto primeiro lugar. Oscar Wilde afirmou que o melhor modo de ser feliz é fazer os filhos felizes.

O jornal *A Cidade*, de Ribeirão Preto, estampou, em uma de suas edições, a estarrecedora notícia de primeira página: "Crack faz mãe abandonar quatro filhos – Crianças foram entregues ontem ao Conselho Tutelar em Ribeirão pela mulher que pediu socorro".

Não é possível a qualquer mente supor o quanto estava degradada essa senhora em seus sentimentos, sem forças para reagir à desgraça que lhe causou o consumo da droga.

Não é igualmente imaginável supor o sofrimento imposto a ela por essa atitude.

Certamente seu coração – órgão reconhecido como sede das emoções – sofre tanto por esse ato quanto pelo consumo da droga que a submete e escraviza.

Reflexões sobre as consequências causadas por essa doença primária tão cruel, que é o crescente consumo das drogas ilícitas, devem povoar os nossos pensamentos, os da sociedade e os do governo.

Essas pessoas são mais carentes de piedade, ajuda, apoio e tratamento do que merecedoras de punições legais.

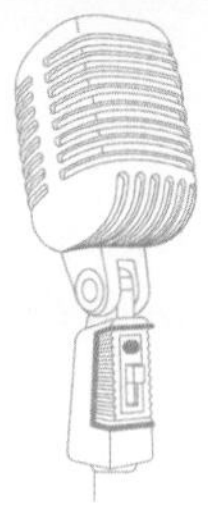

Tipo de trabalho e ataques cardíacos

Em um estudo publicado em 31 de julho de 2014, pesquisadores da Universidade da Califórnia demonstraram claras correlações entre alguns tipos de trabalho e profissões com mortes por causas cardíacas e AVC.

Nos Estados Unidos, estima-se que de 1% a 3% das mortes por doença cardiovascular estejam relacionadas ao trabalho. É conhecida a associação entre baixos níveis socioeconômicos e educacionais e o aumento da incidência de infarto do coração, e também uma maior exposição a agentes químicos, como solventes e fumos na indústria, que podem concorrer para a doença se manifestar.

No Brasil, as doenças cardiovasculares representam a primeira causa de óbito, correspondendo a cerca de um terço de todas as mortes.

Além de contribuírem de modo destacado para a mortalidade, as moléstias do aparelho circulatório são responsáveis por 10,74 milhões de dias de internação pelo Sistema Único de Saúde (SUS) e representam a principal causa de gastos em assistência médica, correspondendo a 16,2% do total despendido para esse fim.

Entre as causas de aposentadoria por invalidez, a hipertensão arterial destaca-se em primeiro lugar, com 20,4%, seguida de transtornos mentais (15%) e doenças reumáticas (12%).

A prevenção das doenças do sistema cardiovascular relacionadas ao trabalho está baseada nos procedimentos que determinam boa qualidade no desenvolvimento das atividades, entre elas o estresse psicossocial, como mais importante, causado pelo excesso de trabalho, sem pausas para descanso, o que pode levar a mudanças de humor, ansiedade, irritabilidade, falta de controle emocional e mesmo doença psíquica.

Outras profissões que provocam estresse intenso, como a de jornalistas e publicitários, motoristas de ônibus, pilotos de aeronaves, têm também mais chance de colaborarem para o aparecimento de pressão alta.

Entretanto, em algumas atividades peculiares – por exemplo, pilotos de caças – não se observou aumento exagerado dos batimentos cardíacos nem da pressão arterial – como esperado possivelmente pelo fato de essas atividades serem prazerosas para essas pessoas que adoram o que fazem.

Disso, há uma conclusão: é preciso trabalhar com prazer e fazer aquilo que é agradável a quem faz. Assim, há menos chance de estresse e melhor saúde.

Em um estudo americano, os médicos concluíram que o estresse no trabalho aumentou a chance de eventos cardiovasculares e mortalidade, principalmente decorrentes de ataques cardíacos e AVC, mas que também houve relação com níveis de ruído e tabagismo passivo no ambiente de trabalho. Entretanto, desempregados também apresentaram taxas mais elevadas de eventos cardiovasculares. O estresse foi um dos principais marcadores para essas ocorrências.

Um dos autores conclui, afirmando: "Há um crescente interesse pelo local e as condições de trabalho para melhorar a saúde dos trabalhadores nos Estados Unidos". E eu complemento: deve haver, também no trabalho, uma preocupação constante em busca da melhor qualidade de vida que, a exemplo do que estabelece a constituição em relação à saúde, é um dever do Estado e um direito de todos.

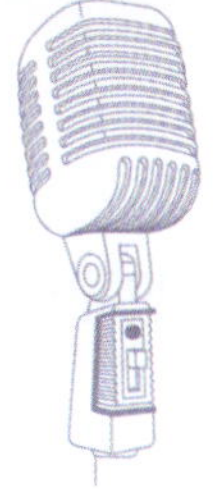

Comer muito ou comer bem? Comer muito bem!

Certamente, todos já ouviram o dito popular: O peixe morre pela boca. Em geral, essa alusão é feita em referência a alguém que está comendo muito. Faz, certamente, sentido a afirmação de que o excesso e também a má qualidade da alimentação podem levar a doenças e até mesmo à morte.

O reflexo direto de maus hábitos alimentares é o determinante dessas ocorrências. Alguns dados que vou lhes apresentar justificam tais afirmações. Em 2016, 19,6% dos homens no Brasil eram obesos e, em 2006, essa taxa era de 12,1%. Houve, portanto, um aumento na obesidade em dez anos de aproximadamente 60%! Repito: aumento de obesidade de 60% entre 2006 e 2016! Essa estatística continua crescendo no Brasil e no mundo.

Se considerarmos o excesso de peso, esses números são ainda mais dramáticos. Em 2006, pouco mais de 50% tinham excesso de peso, tendo essa porcentagem da população adulta passado para 57% em 2016. Observem que já é mais da metade da população brasileira com essa característica.

Em recente pesquisa do Vigitel, foi mostrado que 23,3% da população consome regularmente refrigerantes e a substituição de almoço ou jantar por lanches foi observada em 16,5% dos entrevistados. Ainda nesse mesmo estudo, o consumo de gordura em carnes e outros alimentos foi identificado como hábito regular de 31% da população e leites com teor integral de gorduras em 53% dela.

Por outro lado, um dado muito bom foi observado com relação ao consumo de frutas e hortaliças na população. A utilização de pelo menos cinco porções desses alimentos, cinco vezes por semana, foi referida por 23,6% dos entrevistados. O menor consumo observado ocorreu em Rio Branco e o maior, em Florianópolis.

Sob esse ponto de vista e com a visão otimista de que mudanças são possíveis para o bem da melhor qualidade de vida, talvez possamos também afirmar: O peixe pode ser salvo pela boca!

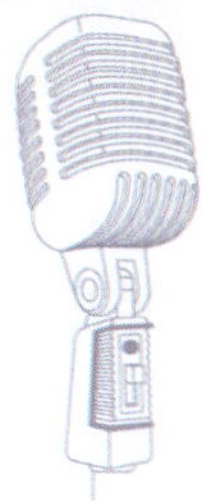

Consumo de sal

Bons hábitos alimentares estão diretamente relacionados com redução de eventos cardiovasculares e também da mortalidade por doenças do coração e derrame cerebral.

Na era paleolítica, a dieta estimada do homem incluía 33% de proteínas contra apenas 12% nos dias atuais. A ingestão de gorduras naquela época representava 21% do total ingerido, enquanto hoje está em aproximadamente 42%. O dobro!

Enquanto lá eram ingeridos, em média, 690 mg de sódio, hoje esse valor é de, no mínimo, 3.400 mg! Observamos, então, uma modificação dramática e inadequada de nutrientes nesse período de tempo.

O consumo tolerado de sal e recomendado pela OMS não deve ultrapassar 5 g ao dia. Na realidade, não precisamos acrescentar sal ao preparo dos alimentos, pois a quantidade dessa substância naturalmente contida neles já é suficiente para suprir as necessidades diárias de nosso organismo.

A adição de sal é feita com o objetivo de se buscar um paladar agradável a cada indivíduo, havendo uma direta e forte correlação entre os níveis de consumo de sódio e a ocorrência de hipertensão arterial.

Quando os índios ianomâmis não adicionavam sal aos alimentos que ingeriam, não tinham hipertensão proporcional ao aumento observado com a idade, por exemplo.

O Ministério da Saúde divulgou os primeiros resultados da redução do teor de sódio dos alimentos industrializados. O compromisso foi estabelecido após um acordo com a Associação Brasileira da Indústria de Alimentos (Abia) para diminuir a quantidade dessa substância em laticínios, embutidos e refeições prontas.

A parceria tem como objetivo retirar 28 mil toneladas de sódio da alimentação dos brasileiros até 2020.

Até o fim de 2013, promoveu a diminuição de 11,3 toneladas do ingrediente em bisnaguinhas, bolos prontos, biscoitos e caldos. Mesmo nas indústrias não associadas à Abia, houve melhora na média de teor de sódio nos seus produtos.

De acordo com a Pesquisa do Orçamento Familiar (POF) do Instituto Brasileiro de Geografia e Estatística (IBGE), o brasileiro consome, em média, 12 g de sódio por dia, incluindo o sal de mesa e o sódio dos alimentos, portanto mais do que o dobro do que dissemos ser o limite aceitável.

Os maus hábitos relacionados ao excesso de consumo da substância elevam diretamente o risco de problemas cardiovasculares e da pressão arterial e indiretamente do colesterol ruim, diabetes tipo 2 e obesidade.

Para reduzir o consumo de sódio na dieta da sua família, evite deixar o saleiro sobre a mesa durante as refeições – as crianças tendem a preferir sabores mais intensos e podem cair na tentação de abusar do tempero. Para substituí-lo, opte por ervas ou limão para dar um gostinho na salada.

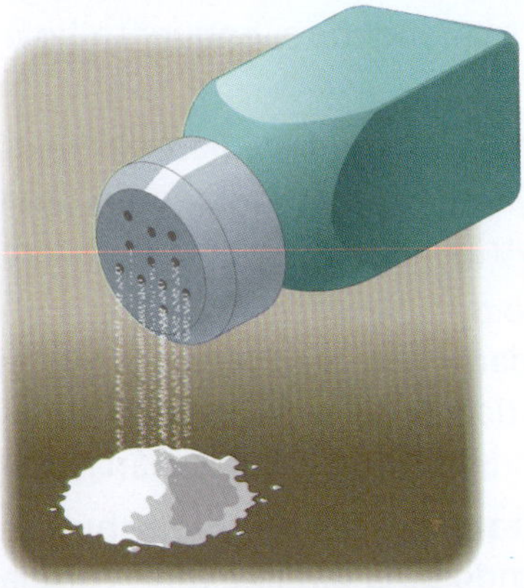

Saleiro na mesa, NÃO!

Em Portugal, a redução de sal no pão – alimento mais consumido entre os portugueses – já trouxe benefícios palpáveis com a diminuição de infarto do coração e derrame cerebral.

Vamos seguir os bons exemplos e obter melhores benefícios.

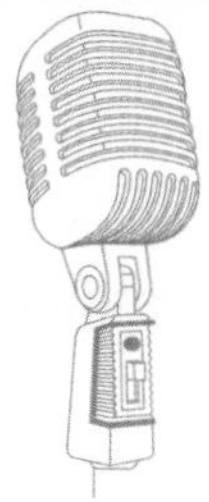

Consumo de frutas e AVC

A associação entre o consumo de frutas e vegetais já foi estudada para avaliar o risco de câncer e doenças cardiovasculares em várias pesquisas de acordo com o consumo desses alimentos. Entretanto, a associação entre o consumo de frutas vermelhas – alimentos ricos em substâncias antioxidantes – não está bem clara.

Um estudo examinou a associação entre consumo de vegetais e frutas vermelhas, juntos ou separadamente, e risco de todas as causas de mortalidade, por câncer e doenças cardiovasculares, em 10 mil pessoas seguidas entre 1968 e 2008, portanto por 40 anos.

Nos homens que comeram frutas, em geral, e as vermelhas, em particular, e vegetais mais de 27 vezes por mês, houve redução do risco de morte por todas as causas, variando entre 8% e 10%, quando comparados com os que tiveram mais baixo consumo desses alimentos.

Foi também observado 20% de redução do risco da mortalidade por derrame cerebral. O consumo de frutas foi inversamente proporcional a todos os tipos de câncer.

Conclui-se que o consumo de vegetais, frutas em geral e as vermelhas também está relacionado com benefícios à saúde, representados basicamente por essas reduções de mortalidade por causas específicas.

No Brasil, os hábitos alimentares ainda estão distantes das recomendações ideais, embora tenhamos avançado nesse sentido nos últimos anos.

Em pesquisa do Vigitel, foi mostrado que 23,3% da população consome regularmente refrigerantes e a substituição de almoço ou jantar por lanches foi observada em 16,5% dos entrevistados. Ainda nesse mesmo estudo, o consumo de gordura em carnes e outros alimentos foi identificado como hábito regular de 31% da população e leites com teor integral de gorduras por 53% dela.

Já o consumo de frutas e vegetais recomendado idealmente como cinco ou mais porções ao dia, por cinco ou mais dias da semana, foi de 24% na população como um todo, que ainda é muito pouco, mas melhor do que os 20% registrados em 2008.

Como outras inúmeras áreas relacionadas à prevenção de doenças, temos muito a melhorar e mais ainda a fazer.

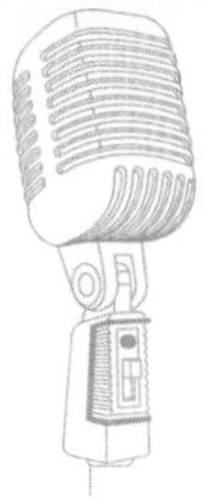

Adesão ao tratamento

Adesão ao tratamento significa quanto das orientações e prescrições feitas pelos médicos está sendo seguido por seus pacientes. Sobretudo nas doenças crônicas que, portanto, necessitarão de tratamentos por toda a vida, esse conhecimento é fundamental.

Doenças como hipertensão, diabetes, alguns tipos de reumatismo, alterações do colesterol e asma, apenas para lembrar algumas delas, necessitarão de tratamentos continuados. Particularmente aquelas que, como hipertensão e colesterol alto, usualmente não apresentam sintomas são os casos em que os pacientes menos obedecem às prescrições médicas.

As razões para essa falta de adesão são multifatoriais, envolvendo conhecimento sobre as doenças, crenças, fatores sociais e econômicos, além de outros também relevantes.

Quando as orientações envolvem mudanças no estilo de vida, como perda de peso, cessação do tabagismo, prática de atividades físicas, controle da ingestão de bebidas alcoólicas, por exemplo, a adesão ou obediência às orientações são ainda mais raramente observadas.

A não adesão aos tratamentos é fator determinante para o pior prognóstico das doenças cujos tratamentos e cujas orientações não estão sendo cumpridos.

No caso das doenças crônicas, hipertensão, colesterol alto e diabetes estão quase sempre obedecendo a uma regra chamada "regra dos meios", que estabelece: só a metade dos indivíduos com a doença está com diagnóstico feito – ou seja, sabe que tem a doença –; destes, somente a metade, novamente, está sendo tratada e, de novo, a metade está com a(s) doença(s) controlada(s).

Esse cenário é muito cruel e necessita da atenção de médicos, dos poderes públicos encarregados dos cuidados com a saúde, das sociedades médicas e, sobretudo, dos pacientes que desempenham papel fundamental. Uma regra geral é que adesão aos tratamentos propostos salva vidas. Uma regra em particular é que a obediência ao que seu médico o orientou salva sua vida.

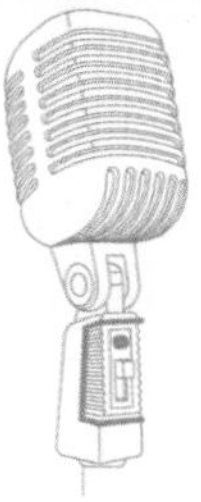

Se você quiser viver 100 anos

Durante uma edição do Congresso Europeu de Cardiologia, houve uma conferência que chamou a atenção de seus participantes. Professor Manuel Martinez-Selles apresentou um estudo de seu Serviço de Cardiologia em Madri, onde analisou a vida de 118 indivíduos com mais de 100 anos de idade que exibiam invejável qualidade de vida. A sua conferência tinha o intrigante título: "Se você quiser viver 100 anos!".

Longevidade é fruto de um conjunto de fatores que podem ser divididos, didaticamente, em dois grupos: genéticos e ambientais (ou hábitos de vida).

Winston Churchill foi um nonagenário que desafiou as regras recomendadas para uma boa e saudável qualidade de vida. Era um grande obeso. Em razão de suas funções, vivia em constante e elevado nível de estresse, bebia demasiadamente, fumava muito e não se exercitava.

Um maratonista dos mais consagrados em todo o mundo, magro, sem qualquer hábito indesejável à saúde e obviamente envolvido com alta performance de exercícios, morreu próximo dos 50 anos.

O que os diferenciava: os familiares próximos de Churchill, incluindo seu pai, morreram depois dos 90 anos. O pai do atleta morrera antes dos 50 em decorrência de um infarto fatal. A genética os diferenciou.

Contudo, professor Martinez-Selles deu a receita em sua conferência, suportada em quarto pilares: coma certo, faça exercícios, sem tabaco e sem excesso de álcool. Ele avaliou 118 centenários que, por meio de uma classificação adotada por ele, tinham um estado considerado muito bom. Eram fisicamente ativos e assim foram durante toda a vida. Em uma comparação, eles apresentavam características similares às de pessoas com 65 anos de idade.

Ele mostrou também que a quase totalidade desses muito idosos vivia com suas famílias e desempenhava suas atividades pessoais, ressaltando ser esse um hábito comum na Espanha, já que apenas um pequeno número vivia em abrigos destinados a esse tipo de pessoas. Ele terminou dizendo que a combinação de bons hábitos por toda a vida será a responsável pela longevidade e pela boa qualidade de vida no futuro.

É possível que, mesmo naqueles indivíduos nos quais um componente genético seja desfavorável, a adoção de muito bom estilo de vida os faça viver mais e melhor.

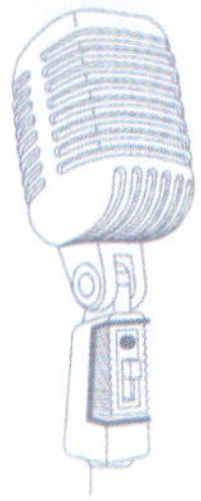

Crianças obesas – Adultos com hipertensão

Doenças cardiovasculares em crianças como as encontradas em adultos, incluindo as mais comuns: hipertensão, diabetes e alterações do colesterol, eram raras em um passado não muito distante.

Isso era explicado pelo fato de essas doenças terem, além do componente genético, relação com a exposição a fatores de risco comuns, como obesidade, sedentarismo, consumo abusivo de sal, gorduras, açúcar e aspectos comportamentais anteriormente atribuídos apenas aos adultos. Entretanto, essa realidade é outra atualmente.

A obesidade infantil, por exemplo, fruto de hábitos alimentares indesejáveis e pareada a uma reduzida atividade física, forma o conjunto que coloca perversamente as crianças às exposições de doenças outrora dos adultos.

Obesidade e sobrepreso não são problemas meramente estéticos como de hábito constumam ser considerados. Além de frequentemente sofrerem *bullying*, crianças obesas tendem a desenvolver vários problemas de saúde, como diabetes, doenças cardíacas e má formação do esqueleto. A cada ano, mais de 3 milhões de pessoas adultas morrem em consequência do sobrepeso ou da obesidade, boa parte delas com essas características desenvolvidas desde a infância ou adolescência.

A OMS entende que a obesidade se tornou uma epidemia, considerando que crianças obesas e com sobrepeso tendem a se tornar adultos também obesos e com maior probabilidade de adquirirem, mais cedo, doenças não transmissíveis, como diabetes e doenças cardiovasculares. Por isso, considera prioritária a prevenção da obesidade infantil.

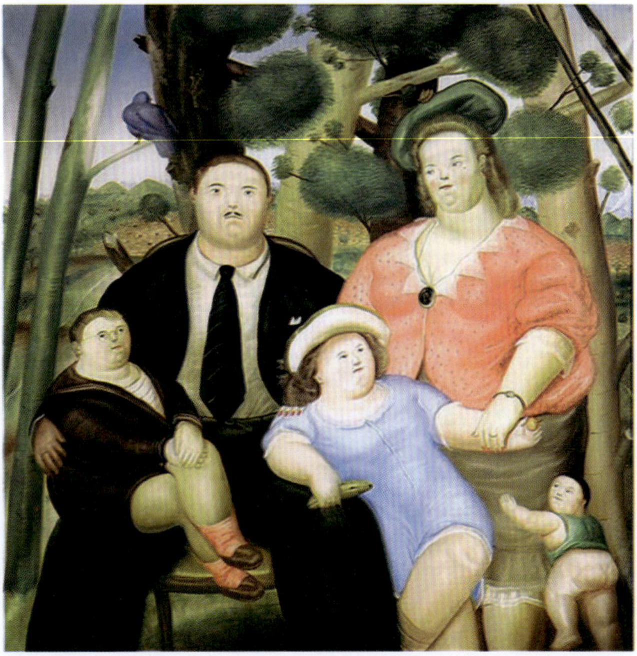

O quadro de Fernando Botero Angulo (nascido em Medellín, Colômbia, em 9 de abril de 1932) retratando a obesidade nos pais e nas crianças. Cenário lamentavelmente muito comum hoje.

Em 2010, havia 42 milhões de crianças com sobrepeso em todo o mundo, das quais 35 milhões viviam em países em desenvolvimento. Esse número é hoje, certamente, muito maior e preocupante.

Em um estudo apresentado durante o Congresso Europeu de Cardiologia, realizado na Espanha, na cidade de Barcelona, que avaliou mais de 22 mil jovens, foi demonstrado que meninas com obesidade tiveram risco quase seis vezes maior de desenvolver hipertensão do que aquelas com peso normal. Para os meninos, essa chance foi 4,3 vezes maior.

Essas observações realmente vêm comprovar o que se tem observado em todo o mundo, que é uma crescente incidência de hipertensão nas crianças e adolescentes, além de outras doenças que resultam em risco aumentado de complicações e morte.

Para terminar, é bom ressaltar o nosso compromisso com os cuidados com as crianças, lembrando o pensamento do sociólogo húngaro Karl Mannheim: "O que se faz com as crianças hoje é o que elas serão amanhã na sociedade".

Depressão e doenças cardiovasculares

A literatura científica aponta para uma clara correlação entre transtornos depressivos e doenças cardiovasculares. Também mostra a importância dessas comorbidades, principalmente em razão da dificuldade que clínicos gerais e especialistas encontram no diagnóstico e tratamento de transtornos depressivos em seus pacientes. Baixos resultados terapêuticos, adesão insuficiente, maior número de visitas ao clínico ou especialista, com aumento de exames e procedimentos, perda da qualidade de vida, prejuízo nas atividades profissionais e aumento da morbidade e mortalidade, são características observadas em pacientes não adequadamente diagnosticados e tratados. Considera-se importante conhecer os aspectos clínicos dos transtornos depressivos para identificá-los em pacientes hipertensos com doença arterial coronariana e pós-infarto agudo do miocárdio. Tratamentos biológicos e psicoterápicos constituem possibilidades terapêuticas eficazes, destacando-se os antidepressivos com suas principais indicações nas condições cardiovasculares.

Há evidências de que os portadores de transtornos depressivos apresentam alterações sistêmicas que podem causar infarto agudo do miocárdio e angina. Alterações comportamentais causam aumento de pressão, ganho de peso, aterosclerose precoce e tudo isso aumenta o risco de doenças cardíacas.

Na população, a prevalência dos transtornos depressivos é de 6%, enquanto em pacientes pós-infarto ou portadores de doença arterial coronariana esse índice fica entre 18% e 20%. Em doenças cardíacas mais graves, esse porcentual chega a 50%. O transtorno depressivo atinge duas vezes mais mulheres entre 30 e 40 anos.

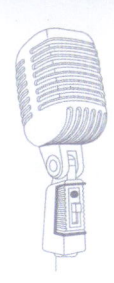

Para identificarmos um quadro depressivo-ansioso, é importante prestar atenção aos seguintes sintomas: humor deprimido, ansiedade, irritabilidade, alterações no sono e no apetite (perda ou aumento de peso), falta de prazer e de interesse, cansaço, dificuldade de concentração e memória, pessimismo e ideação suicida.

O coração é visto como a sede das emoções desde a Antiguidade, mas, na atualidade, essa associação histórica entre depressão e doenças cardíacas passou a ser analisada cientificamente. Estudos realizados pela OMS mostram o grande impacto da depressão e das doenças cardíacas na saúde pública. Em países de renda média, a depressão e a doença isquêmica do coração, considerando-se todos os problemas de saúde, ocupam o primeiro e segundo lugares, respectivamente, na chamada carga de doença.

A depressão é muito frequente em pessoas com doenças cardíacas, cerca de duas a três vezes mais que na população geral. A presença de depressão em um paciente com doença cardiovascular tem várias consequências: redução na qualidade de vida, pior evolução do problema cardiovascular e aumento da mortalidade.

Em pessoas com história prévia de depressão, que sofreram infarto do miocárdio, ocorrem mais frequentemente novas isquemias, arritmias, insuficiência cardíaca e novos infartos. Com relação à mortalidade, há aumento de três vezes da depressão em pacientes com infarto. Esse incremento é proporcional à gravidade da depressão.

Um aspecto pouco divulgado é que a depressão isoladamente também é um fator de risco para doenças cardíacas. Uma pessoa com depressão tem 60% mais chance de sofrer um infarto do miocárdio do que uma pessoa sem a doença.

Ainda de acordo com pesquisas, os mecanismos que levam a essa inter-relação são fatores comportamentais, como inatividade física, tabagismo e falta de cuidados apropriados com a saúde. Entre os fatores psicológicos, destacam-se a ansiedade e o estresse crônico e, ainda, os fatores biológicos ligados à genética pessoal.

Um estudo realizado por psiquiatra mostrou os resultados de uma pesquisa que acompanhou um grupo de pessoas desde o nascimento até a idade de 32 anos. Esse trabalho concluiu que vários fatores negativos na infância, como maus-tratos, baixo nível socioeconômico e isolamento social, estão associados a depressão, fenômenos inflamatórios e risco metabólico na idade adulta. Este é mais uma componente que explica a associação frequente entre depressão e doenças cardiovasculares.

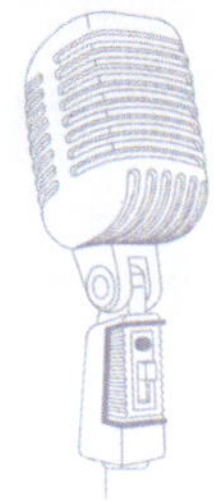

Alimentos e alimentação

A importância da alimentação correta e, para isso, da utilização adequada de alimentos tem sido motivo de constantes publicações científicas. A ingestão alimentar pode ser ao mesmo tempo problema e solução, dependendo de como é feita.

Será um problema se inadequadamente usada, levando a alterações metabólicas, como aumento do colesterol, da quantidade de açúcar no sangue, de excesso de sal ou falta de nutrientes essenciais à vida saudável. Será uma solução se privilegiar uma dieta balanceada em qualidade e quantidade.

O programa de avaliação da qualidade alimentar do brasileiro foi estudado pelo projeto Vigitel. Em sua versão de 2013, dados bastantes animadores mesclados a outros preocupantes foram divulgados.

O primeiro e mais animador deles refere-se ao aumento do consumo recomendado e desejado de frutas e hortaliças pela população brasileira, que, em 2008, era de 20% e, em 2013, passou para 27%.

Por outro lado, o consumo de sal - substância fortemente relacionada com o aparecimento de doenças como hipertensão, por exemplo - mantém-se elevado e beirando 15 g por dia para uma recomendação da OMS de, no máximo, 5 g diários.

Pressão alta presente em um quarto dos adultos entrevistados, diabetes em 7% e alterações do colesterol indesejáveis em 22% são manifestações de padrões alimentares incorretos e que podem influenciar a ocorrência dessas doenças ou suas prevenções se corrigidos a tempo.

É certo também admitir que o consumo calórico aumentado leva a outra consequência da alimentação inadequada, que é a obesidade, centro de manifestações que levarão a doenças graves, como o próprio diabetes e a hipertensão arterial, considerando-se apenas as repercussões cardiovasculares ou mesmo o aparecimento de alguns tipos de câncer.

A medicina atual é pródiga em tratamentos baseados em medicamentos ou outras intervenções, algumas de aplicação geral e outras restritas a situações específicas. Não raramente serão caros e ainda com algum risco decorrente de seu uso, que uma alimentação saudável.

Alimentar-se bem pode ser mais barato e certamente será sem efeitos adversos e com benefícios claros à saúde.

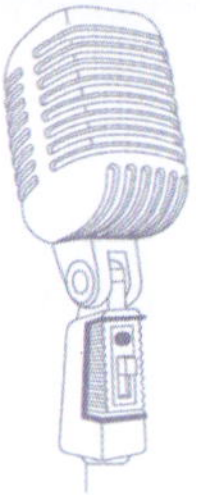

Tabagismo na infância: realidade ainda mais perversa!

O uso do tabaco tem malefícios muito bem conhecidos. O número de substâncias tóxicas provenientes do ato de fumar é superior a dois mil. Todas causam doenças graves, limitando a qualidade de vida dos consumidores e causando um mal inestimável à saúde em geral.

O tabaco foi uma grande vingança dos nativos americanos contra os europeus, introduzindo-o em sua civilização. Utilizado na América pré-colombiana para fins medicinais e religiosos, chegou à Europa na bagagem de Cristóvão Colombo, misturado a todas as curiosidades que pôde levar do Novo Mundo. Ironicamente, foi justamente um médico da corte do rei espanhol Felipe II que o popularizou, ao alardear muitos dos ditos benefícios do seu uso.

Desde então, o vício foi assimilado nas mais diversas culturas e transformou-se na segunda causa de morte no mundo. Mata cinco milhões de pessoas ao ano e, se nada for feito, essa mortalidade anual dobrará até 2020.

Por sua causa, são gastos cerca de 200 bilhões de dólares anualmente, sendo um terço disso em países pobres: em famílias de baixo poder econômico, chega a comprometer 10% da renda mensal.

Se não bastassem os agravos à saúde, o consumo de um maço de cigarros ao dia pode representar um gasto mensal próximo de R$ 200,00 ou o mesmo que aproximadamente 10 quilos de carne ou 220 filõezinhos.

O custo com o consumo de cigarros pode ser ainda maior se considerarmos outras doenças, além das da circulação, como câncer e doenças pulmonares. Um fato que tem chamado a atenção de autoridades da saúde é o envolvimento das crianças e adolescentes com o tabagismo. Sabe-se que mais de 90% das pessoas adquirem esse vício até os 19 anos de idade. Essa é a fatia mais atraente do mercado para as indústrias do tabaco e, por isso, a criança e o adolescente são alvos dessa indústria há mais de 30 anos.

Em 1969, o diretor-presidente da Philip Morris afirmou: "Para o principiante, fumar um cigarro é um ato simbólico. Eu não sou mais o filhinho da mamãe, eu sou durão, sou um aventureiro, não sou quadrado... À medida que o simbolismo psicológico perde a força, o efeito farmacológico assume o comando para manter o hábito"...

Há erros conceituais, morais e éticos em sua fala. Acrescentaria outro: fumar não é hábito, é vício! Mas esse senhor tinha a precisa razão fundamentado na perversidade que representa a indução ao consumo dessa droga considerada lícita na sociedade.

Na verdade, o vício iniciado cedo tem mais tempo de causar as maiores perversidades nos usuários do tabaco. A prevenção pela educação é o caminho, entretanto o marketing das empresas é muito mais robusto e eficiente que as nossas informações, sobretudo para crianças e adolescentes mais sensíveis aos encantadores apelos da indústria.

Contudo, não por isso pararemos de fazer esses comentários e difundir esses conhecimentos. Disso depende a mudança da história da saúde e das doenças em nosso país e em todo o mundo.

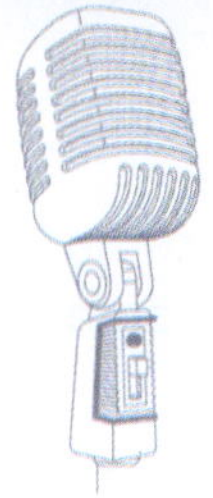

Risco de doença cardiovascular por estado civil

Já havia sido demonstrado que o estado civil pode representar risco para doenças cardiovasculares. Um estudo realizado em 2004, que avaliou o risco para infarto do coração em mais de 30 mil pessoas de vários países do mundo, inclusive o Brasil, demonstrou que a chance de infarto do miocárdio foi de quase seis vezes a mais para os fumantes, o triplo para pessoas com hipertensão e alterações do colesterol, mas quase duas vezes a mais para viúvos e casados quando comparados aos solteiros.

Nesse estudo ficou demonstrado que o estado civil, entre outros fatores de risco, representa – para os casados e viúvos – um risco adicional.

Outro estudo avaliou esse aspecto agora identificando o que os autores chamaram de "casamentos infelizes" e seus impactos sobre as doenças cardiovasculares. Os autores dessa pesquisa concluíram que indivíduos que se declaram casados e vivendo um casamento não feliz tinham mais chances de ter doenças da circulação que aqueles identificados como vivendo uniões agradáveis e emocionalmente estáveis.

Esses investigadores verificaram que os efeitos negativos dessa condição de infelicidade no casamento foram mais pronunciados nas mulheres que nos homens e também mais marcantes nos adultos mais velhos. As avaliações foram feitas em 1.200 casais americanos observados durante cinco anos de seguimento, com idades entre 57 e 85 anos.

As explicações para esses achados estão, muito provavelmente, ligadas ao papel que o estresse, a depressão e a ansiedade – situações emocionais comuns a pessoas vivenciando essa experiência – exercem no organismo como um todo e no sistema cardiovascular em particular.

Homens e mulheres solteiros em geral têm menos compromissos financeiros e vivem mais tranquilos. Viúvos e casados, por razões diversas, tendem a ser mais estressados e depressivos, o que, novamente ressalto, são fatores de risco para doenças da circulação.

Esses achados levam-nos à conclusão de que viver bem nos seus relacionamentos pessoais é fator de proteção para a saúde em geral e a do coração em particular, devendo – por várias razões, mas também por essa – ter-se como meta a busca do melhor equilíbrio emocional.

Não é sem razão que o coração é considerado em prosa e versos a sede das emoções.

Cigarros eletrônicos

Fabricados principalmente na China desde o início de 2000, os cigarros eletrônicos são dispositivos que exalam vapores na forma de aerossol, contendo substâncias comumente presentes nos cigarros convencionais, principalmente a perversa nicotina.

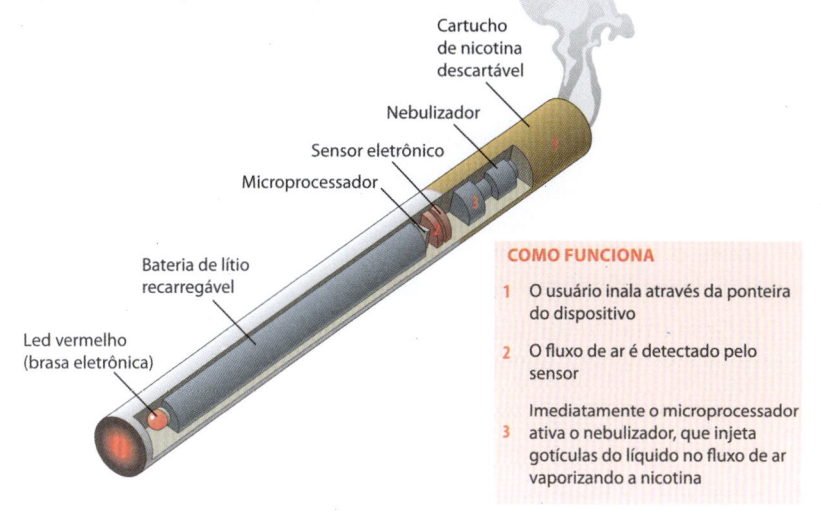

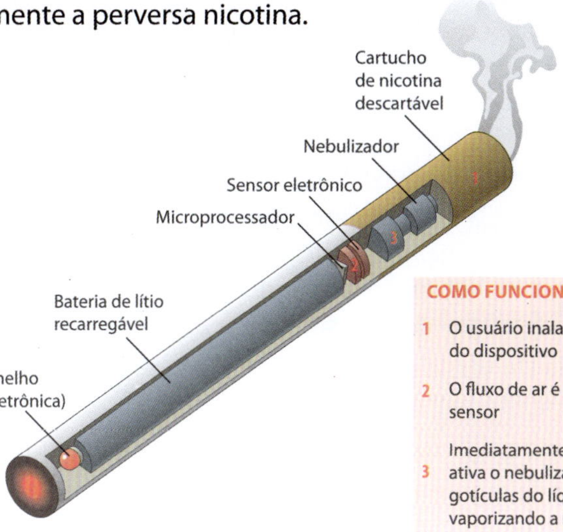

COMO FUNCIONA

1 O usuário inala através da ponteira do dispositivo

2 O fluxo de ar é detectado pelo sensor

3 Imediatamente o microprocessador ativa o nebulizador, que injeta gotículas do líquido no fluxo de ar vaporizando a nicotina

Cigarros eletrônicos: lobos travestidos de cordeiros!

São mais de 400 marcas de cigarros eletrônicos no mundo e a composição varia. Alguns têm nicotina, nitrosamina e dietileno glicol. Outros têm propilenoglicol e glicerina vegetal.

Há cinco níveis de nicotina descritos no produto (zero, baixo, médio, alto, extra-alto) de 0 mg a 24 mg por cartucho.

O produto é proibido no Brasil, Uruguai, Panamá, Argentina, Austrália, Canadá, Hong Kong, Líbano, Malásia, México, Cingapura, Emirados Árabes Unidos.

Sob o pretexto de que poderiam fazer parte de uma estratégia para a redução do consumo dos cigarros comuns, houve certo apelo para o seu uso e até mesmo algum grau de tolerância na sua divulgação e venda.

Contrariamente ao que a legislação da maioria dos países faz, proibindo anúncios de cigarro, até mesmo celebridades foram envolvidas na propaganda desse tipo de material.

O cigarro eletrônico foi desenvolvido pelo farmacologista chinês Hon Lik, no início de 2000 e, em 2013, a maior indústria de manufatura de tabaco lançou-o para todo o mundo. O produto é patenteado e, portanto, comercializado legalmente nos Estados Unidos.

Como está disponível para venda e guarda certo charme em razão da novidade e do forte apelo de mídia, representa uma nova ameaça à saúde que se juntará a tantos outros fatores de risco para o desenvolvimento de doenças comuns nos dias atuais.

O consumo dos cigarros eletrônicos dobrou entre 2008 e 2012 em um grande número de países.

Avaliando-se o mal potencialmente causado pelo consumo desse novo tipo de consumo de tabaco, alguns pesquisadores concluíram que uma tragada corresponde a, pelo menos, 20% do conteúdo de um cigarro comum. Contudo, a indústria de cigarros continua fortemente usando o apelo de que contribui para a abolição do vício de fumar.

A revista *Circulation*, a mais importante do mundo na publicação de temas relacionados às doenças cardiocirculatórias, publicou uma extensa revisão sobre o cigarro eletrônico, trazendo uma série de alertas sobre o potencial mal que se acompanha ao seu uso.

Rachel Grana, da Universidade da Califórnia, e seus colaboradores sugerem nesse importante trabalho um conjunto de ações:

- Proibir o uso de cigarros eletrônicos onde é proibido fumar.
- Proibir a venda seguindo as mesmas regras existentes para a comercialização do tabaco.
- Proibir o uso de substâncias que dão sabor ao cigarro eletrônico, sobretudo as que oferecem sabores adocicados.
- Para a divulgação na mídia, sugerem que deverão ser seguidos os mesmos princípios que desde 1970 impedem a divulgação nos meios de comunicação.

Assim, fica muito claro que não é conveniente, possível nem desejável trocar o mal do tabagismo tradicional pelo igual mal dos cigarros eletrônicos! São lobos travestidos de cordeiro.

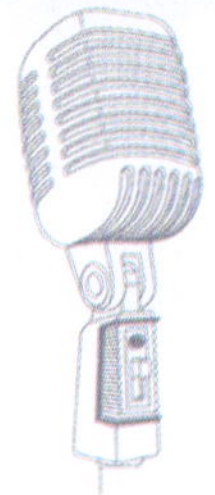

Sinais e sintomas de doenças cardiovasculares

As doenças em geral e as cardiovasculares em particular são identificadas pela presença de sinais e sintomas. Com a evolução dos tratamentos, muitas das doenças que, em um passado não muito distante, eram quase sempre fatais por falta de possibilidade de tratamento hoje têm intervenções com medicamentos ou procedimentos, dando excelentes resultados e oferecendo muito boa qualidade de vida aos indivíduos.

Duas delas que são de grande impacto, responsabilizando-se por aproximadamente 300 mil mortes por ano no Brasil, precisam ter seus sinais e sintomas bem conhecidos para que as intervenções necessárias sejam feitas no menor tempo possível.

Infarto agudo do miocárdio em geral se apresenta com dores no peito espalhadas por todo ele, não raramente se projetando para a mandíbula ou o braço esquerdo. É característica da dor a sensação de aperto forte ou queimação no peito, sendo frequentemente de grande intensidade e de duração não muito longa. Às vezes, palidez, náuseas, vômitos e sudorese podem igualmente ocorrer.

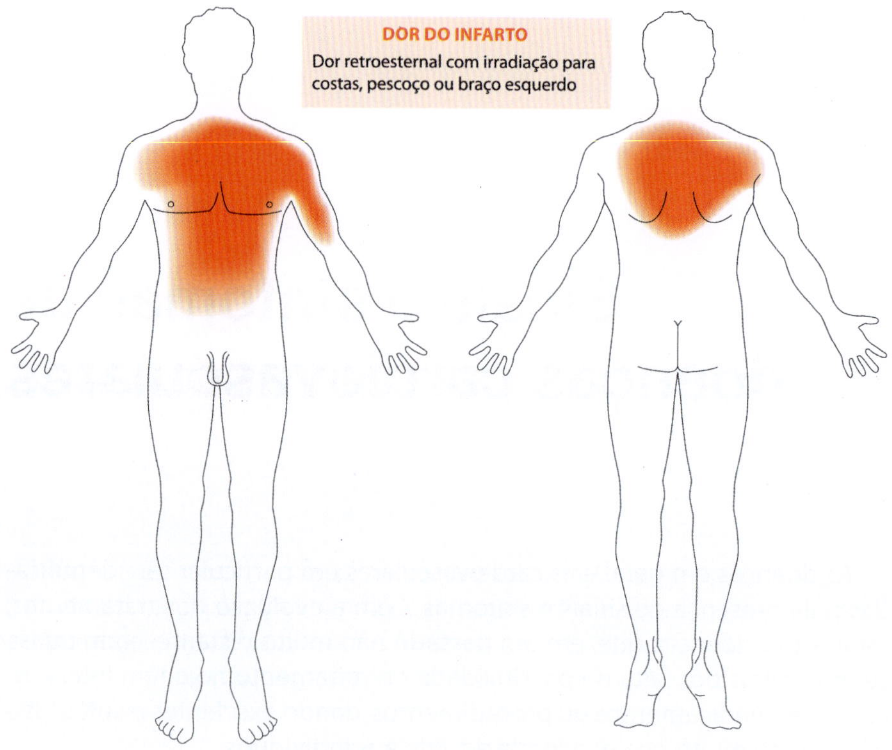
DOR DO INFARTO
Dor retroesternal com irradiação para costas, pescoço ou braço esquerdo

Características e localização da dor do infarto do miocárdio. Em geral, em queimação, aperto ou peso no peito, não raramente de intensidade moderada a intensa, com irradiação como mostrado na figura. Acidente vascular cerebral ou derrame cerebral tem também manifestações peculiares durante a sua instalação. Dificuldade para falar, desvio da boca para um dos lados, perda de força em braço ou perna ou, algumas vezes, em ambos e confusão mental são sinais e sintomas que caracterizam a doença.

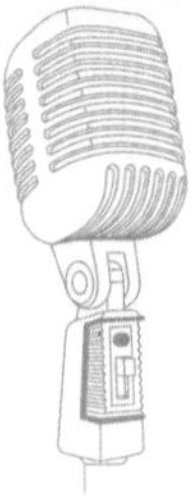

Sinais e sintomas comuns no AVC

Mas qual é a importância desse conhecimento?

Tanto o infarto do coração quanto o derrame cerebral têm tratamentos que quanto mais precocemente aplicados, mais eficazes serão os resultados.

Aproximadamente metade das pessoas que apresentam sintomas e poderiam gozar dos benefícios dos tratamentos precoces perde essa oportunidade por retardar o atendimento por falta de conhecimento.

O tratamento do infarto do coração, por meio de medicamentos que dissolvem o coágulo que está obstruindo uma artéria e provocando a doença, deve ser feito, idealmente, no máximo, quatro a seis horas para se obter um melhor resultado. Dilatar mecanicamente essa artéria e desobstruí-la por meio de um cateter colocado no coração será tão mais eficiente quanto igualmente mais precoce for feito. Nesse caso, o ideal seria não passar de duas horas, com os melhores resultados encontrados quando o tratamento é feito na primeira hora após a instalação da doença.

Do mesmo modo, pessoas que estão tendo derrame cerebral na sua forma mais comum, que é representada por um mecanismo semelhante ao do infarto com obstrução de uma artéria do cérebro, podem ter essa artéria reaberta, salvando a parte do sistema nervoso que seria fatalmente comprometida.

As sociedades médicas relacionadas a essas doenças têm sido enfáticas em levar à população essas informações pelo benefício que trazem. O Programa Coração Alerta, disponível na internet, traz informações úteis que podem salvar vidas.

No caso do infarto e do derrame, tempo é vida!

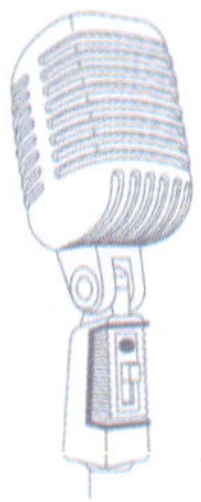

Obesidade e insuficiência cardíaca

Lesão no coração de pessoas obesas pode ocorrer sem causar sintomas e ser observada independentemente de outros fatores comuns a essas pessoas com peso aumentado, como diabetes, pressão alta e colesterol elevado. Investigadores que chegaram a essa conclusão sugerem que a obesidade por si mesma é capaz de causar alterações cardíacas.

Essas conclusões são decorrência de terem examinado 9.500 pessoas obesas e livres de doenças cardíacas no início do estudo, com idades entre 53 e 75 anos, que foram seguidas por 12 anos. Durante esse seguimento, 869 desenvolveram insuficiência de funcionamento do coração. Pessoas com obesidade grave tiveram duas vezes mais chance de insuficiência cardíaca quando comparadas às de peso normal.

A insuficiência cardíaca é uma redução da força de bombeamento do sangue pelo coração. Se considerarmos que a obesidade está crescente em todo o mundo – com o Brasil não sendo exceção –, esse fato representa um risco enorme de problemas cardíacos igualmente graves.

Metade dos indivíduos que tiveram diagnóstico de insuficiência cardíaca morrerá nos próximos cinco anos. Isso mostra a importância sob o ponto de vista da obesidade agora correlacionada a outro aspecto, além dos já amplamente conhecidos.

O coordenador dessa pesquisa concluiu que mesmo as pessoas que estão assintomáticas, sendo obesas, deverão ter seguimento médico constante para identificar o aparecimento eventual de lesão cardíaca.

Contudo, acrescento que melhor que seguir esses obesos em busca de alguma lesão no coração, em algum momento de suas vidas, seria uma orientação dietética e programas de exercício orientados para que possibilitassem a todos a redução do risco imposto pelo peso em excesso. Mais uma vez, a prevenção como meta para melhor saúde!

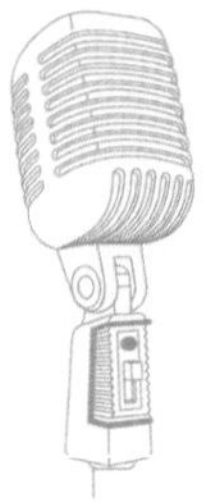

Sal, mocinho ou bandido?

Vocês ouviram falar, se ainda não ouviram, que a ingestão de sal maior do que a recomendada pela OMS não causou aumento de problemas de saúde nem da mortalidade. Pois bem, toda mudança de conceitos e novas orientações em medicina merecem cuidado e criteriosa análise. Com esse assunto não é diferente.

Mais de 2.600 pessoas foram seguidas por dez anos, tendo entre 71 e 80 anos. Foram divididas nos seguintes grupos: um grupo ingeriu uma colher de chá de sal e o outro, 50% a mais do que esse valor. Quando foram comparados, os que consumiram mais sal não tiveram maior mortalidade nem ocorrência de doenças circulatórias.

É sabido que o consumo ideal de sal não deve ultrapassar 5 g ao dia por adulto, o que equivale aproximadamente a uma colher de chá. O consumo usual no Brasil é mais do que o dobro desse valor, correspondendo a aproximadamente 12 g diários.

A hipertensão ou pressão sanguínea alta, segundo a OMS, é a doença vascular que mais causa mortes no mundo e, embora as suas causas ainda sejam desconhecidas na maioria dos casos, várias pesquisas apontam que o consumo elevado de sal ajuda no seu aparecimento.

Não é só essa a complicação determinada pelo consumo dessa substância em excesso, mas várias outras. Pesquisas mostram, inclusive, que esse hábito pode causar outras doenças, como câncer e esclerose múltipla, uma enfermidade grave.

Reduzir a ingestão de sal é benéfico. Um bom exemplo disso é a Finlândia, que, em 1975, lançou uma campanha que conseguiu reduzir 22% do consumo de sal em homens e 43% entre as mulheres, no espaço de uma única geração, com claros benefícios sobre a saúde da sua população.

Mais recentemente, Portugal fez um projeto vitorioso para reduzir progressivamente a quantidade de sal no pão, um dos alimentos mais consumidos nesse país. Quase cinco anos após, a incidência de doenças cardiovasculares foi fantasticamente reduzida.

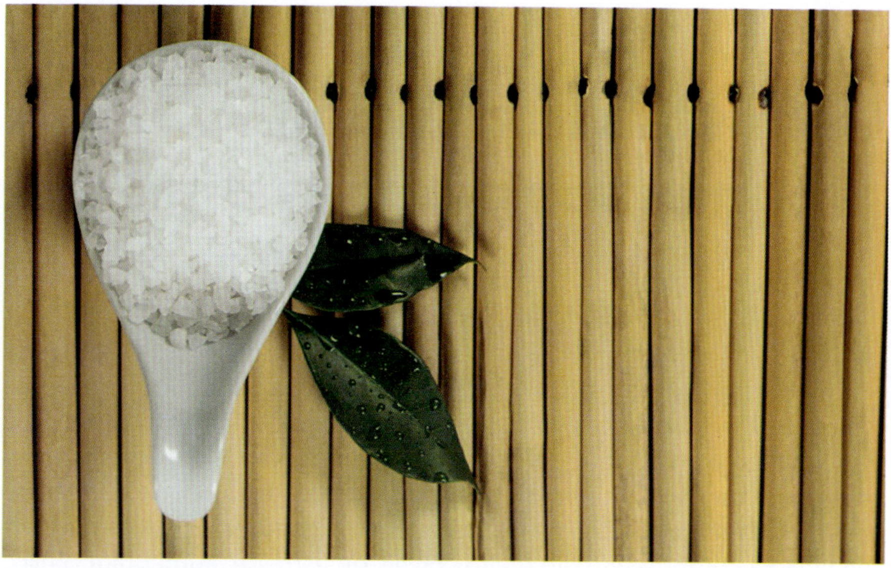

Sal, mocinho ou bandido?

Diante de todas essas evidências, surge essa nova e intrigante observação. Quais são as interpretações para essas notícias? Primeiramente, os indivíduos estudados foram pessoas muito idosas cujos mecanismos de tolerabilidade ao sal podem ser diferentes. Segundo, a quantidade de sal consumida foi informada pelos participantes da pesquisa e não objetivamente dosada. Essas duas variáveis podem levar a erros de interpretação com base em dados não consistentes na população em geral.

Termino com o alerta: o novo propicia o progresso e amplia nossos conhecimentos, mas precisa ser visto sem detrimento do passado, sobretudo nas ciências. A medicina aqui incluída.

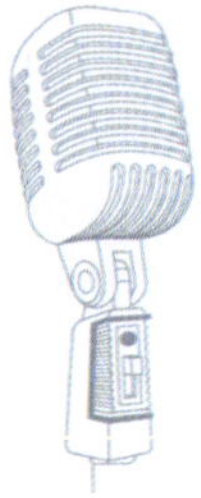

Otimistas têm melhor prognóstico que pessimistas

Comportamentos hostis, ansiedade e depressão podem determinar alterações expressivas no sistema cardiovascular. A Associação Americana de Cardiologia afirma que se pode dobrar a chance de derrame cerebral quando há comportamento hostil em pessoas de meia-idade ou mesmo em adultos mais velhos. O estudo também indicou que alterações da personalidade, como depressão e altos níveis de estresse, aumentam o risco de AVC.

Depressão pode ser responsável por um aumento de 86% do risco de um AVC definitivo ou transitório, enquanto o estresse aumenta o risco em 59%.

Hostilidade – um comportamento comum nos dias atuais – dobrou o risco de derrame nos indivíduos estudados e com esse traço de personalidade.

Um estudo ocupou-se de avaliar comportamentos, tipos de personalidade e ocorrência de doenças cardiovasculares. Os autores estudaram comportamentos otimistas em mais de 5 mil indivíduos adultos, avaliando também peso, açúcar no sangue, níveis de colesterol, tabagismo e atividades físicas, classificando-os de acordo com esses fatores. Contudo, o mais interessante é que eles tiveram medidos também o estado de saúde mental, o otimismo e a saúde física.

Eles concluíram que indivíduos que tinham comportamento otimista apresentavam 50% menos chance de terem alto risco para doenças circulatórias, sendo essa redução do risco independente de outros eventuais fatores associados.

Os otimistas apresentaram no estudo menores taxas de açúcar e colesterol no sangue, tendendo a ser menos tabagistas e praticar mais atividades físicas. Foi observado também melhor prognóstico no tratamento de câncer de seio nas pacientes que apresentaram comportamento otimista e pensamentos positivos.

Portanto, pessoas otimistas têm menor risco para doenças cardiovasculares.

Se você é otimista, as pessoas com quem vive o agradecerão. Seu coração também!

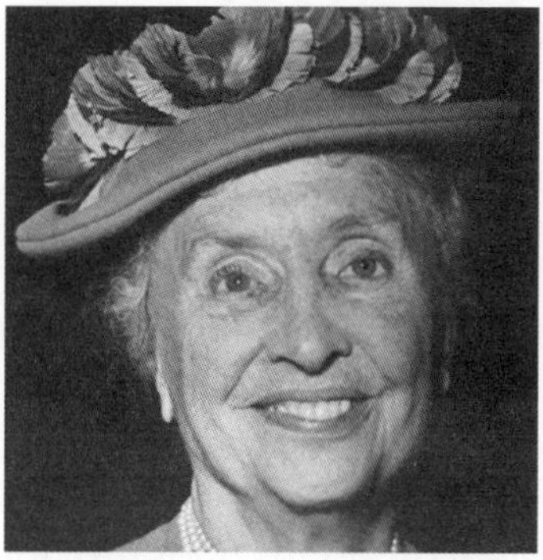

Segundo Helen Keller: "O otimismo é a fé em ação. Nada se pode levar a efeito sem otimismo".

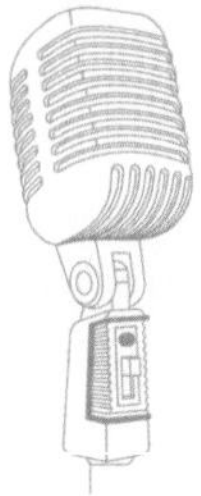

Criança saudável – Adulto saudável

Em crianças e adolescentes, como também nos adultos, hábitos de vida são fundamentais. Entre eles, podemos incluir alimentação e atividades físicas, contribuindo para que a criança e o jovem possam sentir-se melhor, prevenindo doenças como diabetes, hipertensão, alterações do colesterol, osteoporose, derrame, além de alguns tipos de câncer.

Esse tem sido um assunto muito pesquisado nos últimos tempos, correlacionando hábitos nas fases mais jovens da vida com a ocorrência de doenças na vida adulta.

Uma pesquisa mostra que crianças e adolescentes obesos que dormem mal têm mais chance de desenvolver diabetes e doenças cardíacas. Em adolescentes de 11 a 17 anos, apenas 30% praticavam pelo menos uma hora de atividades físicas ao dia e somente 20% deles dormiam pelo menos oito horas por noite.

No Brasil, 25,8% da população, incluindo crianças, gasta mais de três horas por dia assistindo à televisão, pelo menos cinco vezes na semana. Como as crianças não podem escolher os pais, objetivando controlar os fatores genéticos, os pais podem ajudá-las a escolher o seu estilo de vida. Até os 3 anos de idade, a criança desenvolve o senso de sociabilidade que pode predizer seus próximos 30 anos de vida.

Um novo estudo recém-publicado mostrou que crianças com bons hábitos de vida têm maior chance de ser adultos saudáveis. As conclusões dessa investigação mostraram que crianças com bons hábitos de vida e cujos pais também os apresentavam tiveram 14% a mais de chance de terem peso normal, 12%, maior probabilidade de não fumarem e 11%, menos probabilidade de terem níveis anormais de açúcar no sangue.

Os investigadores cunharam a frase "aquelas crianças que tiveram infância sadia tinham saúde cardiovascular ideal quando adultos".

A recomendação que podemos deixar como mensagem é que devemos nos cuidar sempre – desde a infância – para ter a saúde preservada em todos os tempos.

Dia Internacional da Mulher

A própria denominação já nos remete a um avanço, pois essa comemoração agora ocorre em todo o planeta.

Se considerarmos que a luta pela emancipação e igualdade da mulher data do início do século XVIII e as reivindicações eram baseadas no fato de às mulheres serem impostas condições de inferioridade, não lhes sendo bem-vindos o conhecimento formal, o direito ao voto nem a igualdade de diretos com os homens, hoje temos alguns avanços, embora ainda haja marcantes diferenças entre os gêneros no que diz respeito a remuneração, acesso aos cargos mais diferenciados e considerações da sociedade como um todo.

No Ocidente, o Dia Internacional da Mulher foi comemorado durante as décadas de 1910 e 1920. Posteriormente, caiu no esquecimento e só foi recuperado pelo movimento feminista, já na década de 1960, sendo, afinal, adotado pelas Nações Unidas, em 1977, em caráter internacional.

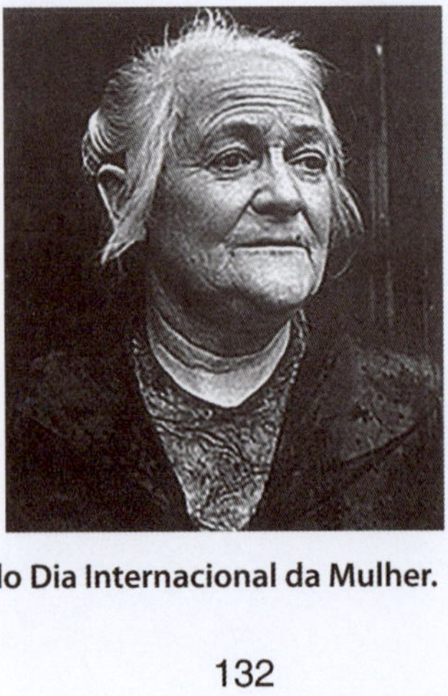

Clara Zetkin, idealizadora do Dia Internacional da Mulher.

Uma história de luta e determinação (embora tenha sido comemorado em outras datas, 8 de março é o Dia Internacional da Mulher).

Alguns aspectos relacionados à saúde merecem destaque e os consideraremos a seguir. No final de 2013, o Ministério da Saúde fez uma avaliação nacional dos aspectos relacionados à saúde da mulher.

Com relação ao sobrepeso, 54,7% das mulheres apresentavam essa característica, enquanto os homens representavam apenas 47,4%. Em contraposição, somente 8,6% das mulheres eram fumantes - em 2003, a porcentagem de mulheres que fumavam era de 12,4% –, enquanto, entre os homens, tabagismo estave presente em 14,4%.

Hipertensão arterial, diabetes e alterações do colesterol tinham porcentagens praticamente iguais. Esse fato pode ser explicado pela maior exposição da mulher aos mesmos fatores que os homens, fruto do fato de trabalharem fora de seus lares com atividades muito parecidas àquelas que no passado eram exercidas quase exclusivamente pelos homens, embora cruelmente elas não sejam remuneradas de forma igualitária a eles.

Nessa mesma investigação, foi constatado que as mulheres fazem menos atividades físicas que os homens em uma relação de 41,2% para eles e 27,4% para elas.

Os cuidados específicos com o gênero feminino foram também investigados, tendo sido constatado que 78% das mulheres haviam feito mamografia nos últimos dois anos e 83% haviam sido submetidas a exames para detecção de câncer do colo do útero, fato esse a ser comemorado.

Entre ganhos reais e necessidades ainda identificadas de maior consideração, respeito e atenção com as mulheres quando se avizinha o seu dia internacional, quero encerrar com a visão do profeta Maomé, que disse: "A mulher foi feita da costela do homem, não dos pés para ser inferior, nem da cabeça para ser superior, mas sim do lado para ser igual, debaixo do braço para ser protegida e do lado do coração para ser amada".

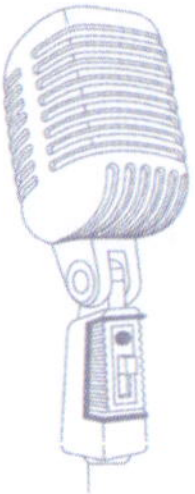

Energéticos e pressão arterial

Também consideradas refrigerantes, as bebidas energéticas são estimulantes que aumentam o estado de alerta da mente, trazendo sensações de alegria, disposição e felicidade.

A bebida energética age como um "desintoxicante", diminuindo a fadiga e melhorando o desempenho.

A cafeína presente nesses energéticos potencializa o efeito maléfico do álcool no cérebro, estando presente em quase todos, na dose média de 30 mg por 100 ml.

O consumo de bebida energética com álcool altera a sensação de embriaguez e permite que o consumidor se sinta com uma artificial disposição e um estado eufórico também irreal. Ele passa a ter sua percepção motora alterada.

Um dos mais conhecidos energéticos é comercializado em mais de 140 países. O consumo *per capita* do produto no Brasil é de meio litro por ano por pessoa.

A suposta ingenuidade dos energéticos não é, entretanto, confirmada por pesquisas que mostram malefícios particularmente nos jovens que os consomem frequentemente associados às bebidas alcoólicas.

Após cinco casos de mortes relacionadas ao consumo de energético, os Estados Unidos lançaram uma investigação sobre a segurança desse tipo de bebida. Embora esse produto garanta um estado de euforia e de aumentada energia, possui uma grande quantidade de cafeína e outros ingredientes que podem levar a sérios efeitos colaterais, como insônia, aceleração ou irregularidade dos batimentos cardíacos, irritabilidade e agitação.

Uma bebida energética típica possui 80 mg de cafeína por lata, ou seja, o mesmo que um copo cheio de café e duas vezes mais a quantidade de uma xícara de chá. O uso abusivo estimula o coração e o sistema nervoso, aumentando a pressão sanguínea.

Durante um congresso da Associação Americana de Cardiologia, em San Diego, foi apresentado um trabalho que avaliou o comportamento da pressão arterial em repouso de indivíduos que ingeriram bebidas energéticas. Nesse estudo, concluiu-se que jovens que consomem drinques energéticos regularmente tiveram maior risco de ataques cardíacos, particularmente aqueles que não tinham hábito de ingerir cafeína regularmente.

Os pesquisadores que apresentaram esse trabalho estudaram 25 pessoas saudáveis entre 19 e 40 anos que fizeram constante uso de um energético comercializado em boa parte do mundo, comparadas com outro grupo que usou placebo - uma bebida fisicamente igual, porém sem as substâncias contidas na bebida verdadeira. Eles tiveram expressivo aumento da pressão arterial após aproximadamente 30 minutos do consumo do energético, comparados com os que usaram energético-placebo.

Essa pesquisa realizada na Mayo Clinic conclui que o risco de ocorrer um ataque cardíaco nos usuários dessas substâncias é real e deve ser considerado.

Quero terminar dizendo que a possível alegria e disposição artificialmente buscadas por meio do uso desses ou de outros métodos podem ser temporárias e não sem riscos.

Carlos Drummond de Andrade disse: "Ser feliz naturalmente é a mais autêntica forma de felicidade".

É bastante razoável que essa seja a grande mensagem prática desse estudo que nos ensina que devemos buscar a felicidade e a disposição plenas de forma natural.

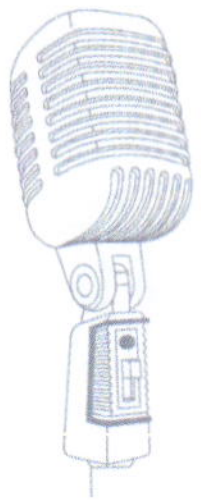

Atividades físicas em idosos

Idosos são considerados aqueles que têm mais de 60 anos em países em desenvolvimento, incluindo o Brasil, e mais de 65 anos em países desenvolvidos. Os idosos dobraram em número nos últimos 20 anos e cresceram numericamente 55% na última década. Ainda mais, essa população triplicará até 2050.

No mundo, em 1950, os idosos constituíam uma população de 850 milhões, enquanto, em 2100, serão quase 3,5 bilhões.

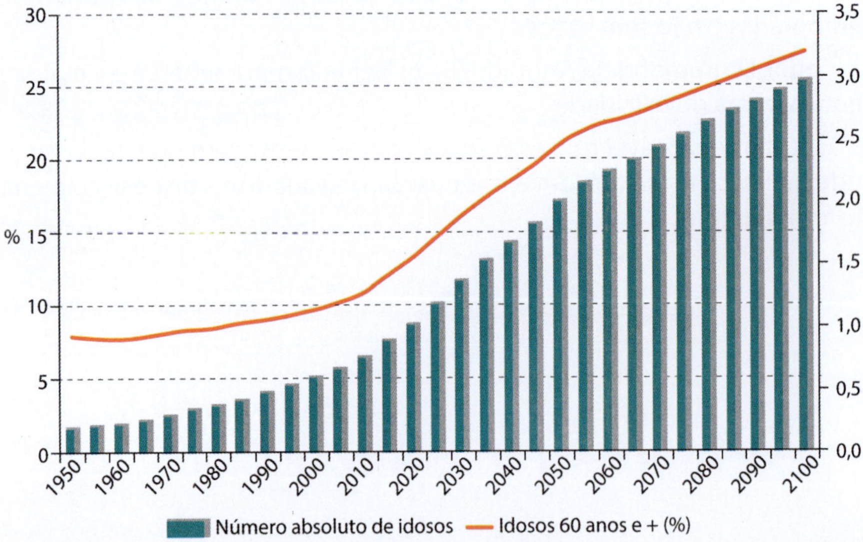

População de idosos no mundo (pessoas com 60 ou mais anos, segundo dados do *World Population Prospects*) de 1950 até a projeção para 2100. À esquerda, em porcentagem, e à direita, em números absolutos (em bilhões de pessoas).

No Brasil, segundo dados do IBGE, indivíduos com mais de 60 anos representavam 14,5 milhões de pessoas, correspondendo a 8,6% da população, número percentualmente semelhante ao do Japão, um dos países de maior população idosa do mundo.

Ainda mais, em 2020 deveremos ter mais de 30 milhões de pessoas idosas, o equivalente a 13% da população brasileira. Em 1940, a expectativa de vida no Brasil não atingia os 50 anos, enquanto hoje beira os 70.

A maior parte da carga de doença da chamada terceira idade no Brasil inclui diabetes e hipertensão arterial. As recomendações para a prática de atividades físicas entre pessoas acima dos 70 anos são frequentemente revestidas de mitos e não raramente vistas com limitações.

Contudo, uma pesquisa envolvendo quase 1.200 pessoas entre 74 e 84 anos, mesmo com algumas limitações na mobilidade, registrou as suas atividades físicas diárias. Segundo modelos de avaliação do risco de doenças cardiovasculares, foram estimadas as probabilidades de ataques cardíacos nessas pessoas, com base na idade, no nível de colesterol e na pressão arterial.

Aqueles idosos que se mantiveram ativos durante o dia, fazendo atividades domésticas, caminhando, ainda que lentamente, ou realizando trabalhos não exaustivos tiveram menor taxa de eventos nos dez anos seguintes. Nesses idosos estudados, 77% eram inativos. Os cálculos demonstraram que para cada 30 minutos de atividade ao dia, havia redução de 1% do risco de doença circulatória em dez anos. A atividade podia ser, por exemplo, como caminhar em torno da casa e executar tarefas diárias.

A maioria dos estudos que avaliou benefícios das atividades físicas para a saúde utiliza exercícios moderados ou intensos, que não são aplicáveis aos idosos, mas essa investigação mostrou que pequenos exercícios são também benéficos e desejáveis.

A longevidade é uma realidade atual e as pessoas gradativamente viverão mais. Precisarão também viver melhor.

O fantástico estudo de Framingham

Framingham é uma pequena cidade dos Estados Unidos, localizada no estado de Massachusetts, com uma população em torno de 70 mil habitantes.

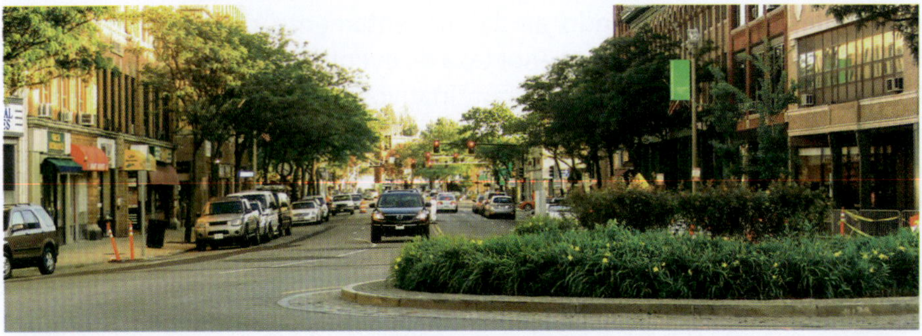

Cidade de Framingham, estado de Massachusetts, Estados Unidos.

Desde a década de 1940, passou a ter uma parte da população avaliada para que se conhecessem os fatores de risco para o desenvolvimento de doenças cardiovasculares. Assim, foram determinados os impactos de tabagismo, colesterol, obesidade, hipertensão arterial e diabetes para a ocorrência de doenças cardiovasculares. Os primeiros resultados foram publicados em 1960 e os estudos continuam até hoje.

Essa cidade fundada em 1700 trouxe uma contribuição de extrema relevância para todo o mundo, por meio de um projeto hoje universalmente reconhecido denominado estudo de Framingham.

Na década de 1940, um grupo de pesquisadores americanos iniciou, nesse local, um projeto de pesquisa para avaliar o papel ainda desconhecido de alguns fatores sobre a saúde cardiovascular das pessoas. Eles procuravam saber o que determinaria maior chance de doenças circulatórias na população. Identificaram e passaram a seguir aproximadamente 5 mil pessoas nessa cidade desde então.

Em 1960, chegaram às primeiras conclusões, identificando que as elevações do colesterol, o consumo de cigarros, a pressão alta, a inatividade física e a obesidade determinavam maior ocorrência de infarto do coração e derrame cerebral. Mais adiante, na década de 1970, demonstraram também a correlação entre diabetes, menopausa e estresse emocional e essas mesmas doenças.

O estudo continua até hoje, trazendo contribuições fantásticas para o conhecimento e a prevenção das doenças cardiovasculares em todo o mundo. Mais recentemente, nos anos 2000, foi demonstrado o papel da hereditariedade como predisponente para doenças como infarto e AVC.

Contudo, há uma contribuição também muito importante desse estudo: com esses conhecimentos adquiridos, pôde-se estabelecer o chamado escore de risco cardiovascular de Framingham, o qual possibilita o cálculo do risco de uma pessoa ter infarto do coração em dez anos, conhecendo-se sexo, idade, pressão arterial, níveis de colesterol no sangue (o bom, ou HDL, e o ruim, ou LDL), presença ou não de diabetes e consumo de cigarros, dados esses todos de fácil obtenção.

Os médicos e os pacientes poderão acessar o escore de risco de Framingham e fazer previsões sobre o futuro da saúde cardiovascular. O mais importante disso tudo é verificar em quanto o risco pode ser reduzido com as intervenções possíveis de serem feitas com os recursos atuais da moderna medicina, utilizando-se esse escore de fácil acesso e simples aplicação.

Com os dados conhecidos, é possível calcular a probabilidade de um indivíduo ter infarto do coração em um período de dez anos. Isso representa um pouco da história recente da magnífica e atual medicina.

TABELA DE ESCORE DE RISCO DE FRAMINGHAM

Nome do paciente: ____

Idade: ___ Sexo: ☐ Feminino ☐ Masculino

Parâmetro lipídico: CT ☐ LDL-C ☐ HDL-C ☐ TG ☐

Diabético ou com evidência clínica de DAC*, DVP# ou aterosclerose carotídea:

☐ se SIM, ir diretamente para a tabela de metas lipídicas

☐ se NÃO, verificar o escore de risco segundo os dados abaixo

ESCORE

Idade	HOMENS	MULHERES
30-34	-1	-9
35-39	0	-4
40-44	1	0
45-49	2	3
50-54	3	6
55-59	4	7
60-64	5	8
65-69	6	8
70-74	7	8
Colesterol total		
< 160	-3	-2
160-199	0	0
200-239	1	1
240-279	2	1
≥280	3	3

Subtotal ☐

HDL-C		HOMENS	MULHERES
< 35		2	5
35-44		1	2
45-49		0	1
50-59		0	0
≥ 160		-1	-3
PAS	**PAD**		
< 120	< 80	0	-3
120-129	80-84	0	0
130-139	85-89	1	0
140-159	90-99	2	2
> 160	> 100	3	3
Quando os valores de PAS e PAD discordarem, usar o mais alto			
Diabetes			
Sim		2	4
Não		0	0
Fumo			
Sim		2	2
Não		0	0

Subtotal ☐

Escore (soma dos subtotais) ☐
Verifique o risco absoluto
com base no escore obtido

METAS LIPÍDICAS ALVO

LDL-C ☐

HDL-C ☐

TG ☐

Homens																
ESCORE	<-1	0	1	2	3	4	5	6	7	8	9	10	11	12	13	≥14
Risco de DAC* em 10 anos	2%	3%	3%	4%	5%	7%	8%	10%	13%	16%	20%	25%	31%	37%	45%	≥53%

Mulheres																				
ESCORE	≤-2	-1	0	1	2	3	4	5	6	7	8	9	10	11	12	13	14	15	16	≥17
Risco de DAC* em 10 anos	1%	2%	2%	2%	3%	3%	4%	4%	5%	6%	7%	8%	10%	11%	13%	15%	18%	20%	24%	≥27%

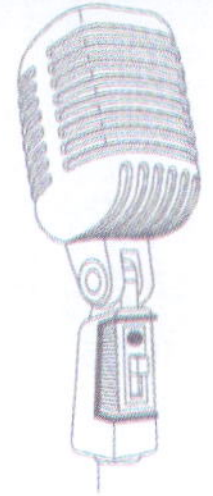

Dieta do mediterrâneo em idosos

A dieta do mediterrâneo é baseada na alimentação dos países que formam a região banhada pelo mar que leva esse nome, como Itália, Espanha, Grécia, dentre outros. Embora esses países sejam diferentes em relação a cultura, religião e política, compartilham muitas semelhanças, incluindo hábitos e costumes alimentares.

Esse tipo de dieta se caracteriza pelo consumo de frutas, hortaliças (verduras e legumes), cereais, leguminosas como grão-de-bico e lentilha, oleaginosas (amêndoas, azeitonas, nozes), peixes, leite e derivados com baixa quantidade de gordura, vinho, azeite de oliva e uma enorme variedade de ervas de cheiro. Além disso, há muito baixo consumo de carnes vermelhas, gorduras de origem animal, produtos industrializados e doces (alimentos ricos em açúcares).

A dieta mediterrânea possui alimentos fontes de vitaminas, minerais, fibras e antioxidantes. Há evidências de que as populações com esses hábitos alimentares têm muito menos risco de desenvolver doenças cardiovasculares, havendo aumento da longevidade. Os primeiros estudos com o emprego dessa dieta, entretanto, não a avaliaram em pessoas idosas.

É sabido que o estresse oxidativo e a formação de radicais livres estão relacionados ao declínio das funções mentais com a idade, resultando em demência senil.

Pesquisadores observaram homens e mulheres com idade média próxima de 70 anos, com alto risco para desenvolverem doenças cardíacas, submetidos a dietas com essas características, objetivando prevenir doenças cardiovasculares. Além da dieta, houve também consumo de 1 litro de azeite de oliva extravirgem por semana ou o uso de um misto de 30 g de castanhas por dia, durante seis anos. Todos os participantes foram submetidos a um teste neuropsicológico no início do estudo, para ser comparado no seu final.

Os investigadores concluíram após aproximadamente quatro anos de seguimento que as pessoas idosas que receberam dieta do mediterrâneo associada a azeite extravirgem ou misto de castanhas tiveram importante redução da perda de memória.

Com base nesse estudo, não podemos afirmar que todos os idosos devam comer da mesma forma como a investigação foi conduzida. É bom lembrar que os estudos científicos servem para apontar caminhos e não determinar com exatidão quais deles devemos trilhar sempre.

Contudo, não podemos negar que a utilização de uma dieta baseada em princípios tão desejados, como comer poucas gorduras, muitas frutas, hortaliças e legumes, seja um bom caminho. Afinal, vida saudável é quase sempre relacionada à alimentação também saudável em qualquer idade.

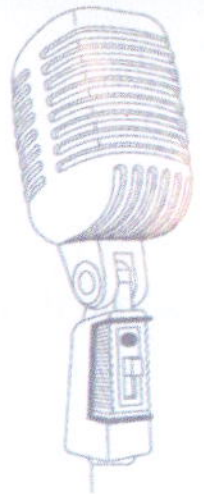

Síndrome do coração partido ou de Takotsubo

As emoções estão fortemente relacionadas ao aparecimento de doenças cardíacas. Os dias atuais estão impondo um estilo de vida que contribui para que o estresse emocional seja mais comum que no passado e, por isso, suas consequências sobre a saúde sejam, hoje, mais marcantes.

Uma situação particular ligada a uma forte manifestação estressora, como perda aguda ou grande decepção emocional, pode trazer acometimento cardíaco grave.

Essa síndrome conhecida como do coração partido é caracterizada por grave comprometimento do coração e tem características similares às de um infarto agudo do miocárdio, manifestando-se com dor intensa no peito e alterações típicas no eletrocardiograma.

É de ocorrência rara e acomete preferencialmente mulheres de meia-idade, constituindo em torno de 90% dos casos, talvez por serem elas mais sensíveis às emoções desse tipo.

A doença foi pela primeira vez relatada no Japão, embora atualmente existam descrições de casos semelhantes em todo o mundo, incluindo o Brasil. A evolução costuma ser boa e, geralmente, é de curta duração, com recuperação das alterações registradas no início da doença. O que dá a chave para o diagnóstico são os estudos desses corações.

As artérias coronárias – que irrigam o músculo do coração – que estão frequentemente obstruídas nos quadros clássicos de infarto se encontram normais nesse caso e o coração mostra a sua ponta inerte, embora o restante continue batendo normalmente.

A síndrome do coração partido é uma doença de bom prognóstico, pois a evolução desses infartos costuma ser rápida e boa, não deixando sequelas maiores. Mas não deixa, por isso, de ser um infarto. De modo geral, a recuperação total ocorre em poucos dias, apesar das manifestações iniciais alarmantes.

Essa cardiopatia induzida por estresse – chamada de síndrome do coração partido – no Japão é conhecida como síndrome de Takotsubo, uma armadilha utilizada nesse país para capturar polvos, por causa do formato que o coração assume nesses casos.

A mensagem maior, entretanto, está centrada no fato de que estresse, não só por suas repercussões emocionais e pelo desconforto que frequentemente acarreta, pode levar a manifestações orgânicas, algumas delas muito graves.

Nós não vamos conseguir, por mais que nos esforcemos, viver absolutamente sem o impacto de algum tipo de estresse, mas vamos nos espelhar no pensamento de William James, ao expressar-se sobre esse tipo de emoção: "A maior arma contra o estresse é a nossa habilidade de escolher um pensamento em vez de outro".

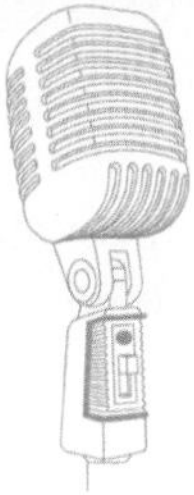

Vacina para hipertensão

Todas as doenças crônicas sem cura conhecida, mas com controle possível, como diabetes melito, alterações do colesterol e hipertensão, sempre foram e continuam sendo objeto de pesquisas. Parte dessas investigações está concentrada na possibilidade do descobrimento de meios de se estabelecer cura definitiva para essas doenças frequentes e determinantes de sérios agravos à saúde. Com relação à hipertensão arterial, não é diferente.

A pessoa torna-se hipertensa porque os mecanismos de controle da pressão arterial são alterados. A nossa pressão é resultante de forças que tendem a elevá-la e daquelas que a fazem diminuir. O predomínio das forças que aumentam a pressão sobre aquelas que tendem a diminuí-la é que resultará na pressão alta, doença grave e com consequências tão danosas ao organismo.

Por essas características, desde a década de 1940, tenta-se descobrir uma vacina capaz de criar anticorpos contra uma determinada substância capaz de contribuir para o aumento da pressão arterial, por provocar o estreitamento dos vasos sanguíneos. Isso já foi tentado algumas vezes sem sucesso, apesar dos grandes benefícios, se tivesse sido possível.

Mais recentemente, entretanto, foi testada, em animais, uma nova vacina capaz de manter a pressão de ratos controlada por seis meses. Trata-se de criar anticorpos contra a angiotensina II, um hormônio que eleva substancialmente a pressão arterial.

A ação da vacina seria muito parecida com a da substância derivada do veneno da jararaca e descoberta na Faculdade de Medicina de Ribeirão Preto, na década de 1970, pelo professor Sérgio Henrique Ferreira.

Embora, em outras tentativas, os resultados em animais não foram reproduzidos em humanos, os pesquisadores do Japão envolvidos nesse estudo atual esperam que em três anos a vacina possa estar disponível para aplicação em homens e mulheres com hipertensão. Tomara que estejam certos!

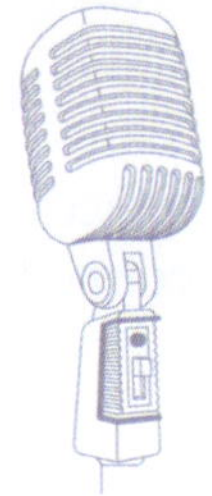

Endocardite infecciosa

Endocardite é uma infecção no endocárdio, que é a camada de revestimento interno do coração. Normalmente, a doença ocorre quando uma bactéria ou germes de outra parte do corpo, como os da boca, se espalham pelo sistema sanguíneo, ligando-se a áreas afetadas do coração, sendo incomum em pessoas com coração saudável.

Quando o sangue circula por esse órgão, as válvulas impedem a sua volta, mantendo o fluxo sempre na mesma direção. São essas válvulas que podem ser infectadas por microrganismos. Se não for tratada, a doença poderá danificar ou destruí-las, trazendo complicações para o restante da vida e levando, em boa parte dos casos, à morte. Na maioria das vezes, a infecção é causada por uma bactéria, mas fungos ou outros microrganismos também podem ocasionar a doença.

Normalmente, o agente infeccioso entra na corrente sanguínea por meio de:

- lesões na boca, especialmente nas gengivas e nos dentes não saudáveis.
- áreas com infecções, seja na pele, seja no intestino, ou até por meio de uma doença sexualmente transmissível.

A saúde bucal é uma parte importante de nossa saúde em geral, mas poucas pessoas sabem e dão a isso o seu devido valor. A boca é uma grande cavidade do corpo humano em contato com o mundo exterior. Por suas características e funções, é um local com muitos microrganismos, especialmente bactérias.

Quando se quebra o equilíbrio, podem surgir doenças periodontais. Em formas mais graves, essas lesões podem predispor as pessoas à endocardite infecciosa. Esses sérios problemas da saúde do coração podem ser evitados com cuidados regulares de higiene e consultas periódicas ao dentista que, se forem negligenciados, chegarão ao extremo de colocar a vida em risco.

Em decorrência da alta mortalidade e da possibilidade de prevenção, a endocardite deve ser motivo de cuidados, pois, embora seja uma doença rara, quando ocorre, pode ser fatal.

Segundo a dentista Dra. Elisandra Escudeiro, as principais dicas para a prevenção da doença são:

- Não negligenciar os cuidados com a saúde bucal.
- Evitar hábitos nocivos, como fumar, usar drogas e beber em excesso.
- Buscar aconselhamento médico e odontológico de precaução ao longo da vida e desde a juventude.
- Ficar atento à história pessoal de doenças em geral que possam estar relacionadas ao aparecimento desta em particular.
- Novamente, e sempre, a prevenção é a grande orientação.

Fatores de risco emergentes

Fator de risco é aquela situação que, quando presente, predispõe à ocorrência de um fato ou o agrava, se já está presente. Andar em alta velocidade e acima do permitido é fator de risco para a ocorrência de acidentes automobilísticos. Esse é um bom exemplo. Igualmente, tenho reforçado, pela importância que têm, fatores de risco clássicos, como tabagismo, obesidade, hipertensão, diabetes e colesterol alto.

Contudo, têm cada vez mais surgido outros fatores que também contribuem para que doenças cardiovasculares apareçam ou se agravem. Dentre esses que são chamados tecnicamente de fatores de risco emergentes ou não clássicos, está a circunferência do abdome. Esse é um fator de risco, pois, quando se ganha peso, um local preferencial de acúmulo de gordura é a parede abdominal. Ocorre, entretanto, que ao se acumular gordura na parede do abdome, esse tecido gorduroso amplia-se para o interior da barriga, infiltrando os órgãos abdominais e constituindo o que se denomina obesidade visceral ou gordura das vísceras.

A obesidade visceral contribui para dificuldade do funcionamento dos órgãos comprometidos. Paralelamente, esse depósito indesejado de gordura abdominal contribui também para pior prognóstico e aparecimento de doenças graves, como diabetes, pressão alta e alterações do colesterol.

Um estudo que publiquei com a colaboração de outros médicos do País demonstrou que, para cada centímetro aumentado na barriga, havia redução de 2% na chance de serem mantidas controladas as taxas de açúcar e colesterol, além de o mesmo valor percentual de controle da pressão.

Duas perguntas devem passar pela sua cabeça. Primeira: como saber a minha circunferência abdominal? A medida pode ser obtida tomando-se os dois ossos laterais dos quadris, passando uma fita desde esse local até que ela atinja a cicatriz umbilical. Segunda: qual o valor a ser considerado normal? Para os homens, esse valor não pode ultrapassar 102 cm, e para as mulheres, 88 cm. Assim, valores acima desses de referência passam a representar risco bem conhecido.

Posso acrescentar por conta própria uma terceira questão: como fazer para perder valores das medidas da circunferência do abdome? A redução de peso corporal está diretamente ligada à diminuição desse parâmetro em uma proporção de 1 a 1,5 kg de redução do peso para uma diminuição de 1 cm na barriga.

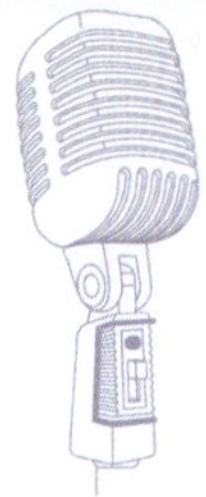

Seis dicas para um coração saudável

Não é demais repetir algumas muito úteis constantes neste livro de orientações para uma boa saúde. A seguir, vou reuni-las em um grupo que podemos chamar "para ter um coração saudável" ou "dicas para evitar um infarto".

Dica número 1

Mantenha o **colesterol controlado**, pois é a matéria-prima para construir a placa que causa a obstrução das artérias. Em uma comparação didática, é como o tijolo na construção da casa.

Dica número 2

Não fume. Lembre-se de que não há consumo seguro de cigarros. Dois cigarros por dia, um uso aparentemente inocente, determina 30% a mais de chance de infarto do coração.

Dica número 3

Mantenha a **pressão arterial controlada**. Hipertensão é doença de fácil diagnóstico e controle e está fortemente relacionada à ocorrência de infarto e derrame cerebral.

Dica número 4

Faça **exercícios regularmente**. Os benefícios da atividade física são enormes. Quem tem o hábito de fazê-la regularmente reduz muito a chance de doenças do coração e mesmo de outras, como alguns tipos de câncer. Assim, vale muito manter-se fisicamente ativo.

Dica número 5

Mantenha **um peso adequado**, com bons hábitos alimentares, atividade física e boa qualidade de vida. Qual é o peso ideal? Tome seu peso em quilo dividido por sua altura em metro ao quadrado. Essa conta idealmente deve dar um valor menor que 25 kg/m^2. Mais do que isso fique atento e procure ajuda.

Dica número 6

Evite o **estresse evitável**. Muitos têm respostas estressoras desnecessárias e, portanto, evitáveis. Um certo nível de estresse é inerente à vida atual. Assim, não devemos acrescentar mais comportamentos emocionalmente inadequados no nosso dia a dia. Procure pensar sempre se as suas respostas aos estímulos não estão além do necessário ou não são exageradas.

Observe bem que essas dicas de saúde para o coração são cuidados que resultarão em mais anos de vida e melhor qualidade de vida aos anos vividos.

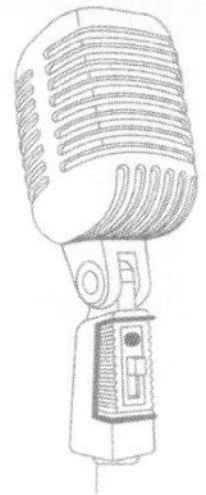

Consumo de pimenta

O consumo de condimentos com o objetivo de dar melhor sabor aos alimentos é muito subjetivo, dependendo, portanto, de gosto pessoal ou de hábitos de certas populações.

Pimenta, por exemplo, tem sido parte da cultura culinária no mundo e tem uma longa história na determinação do sabor, da coloração e na conservação dos alimentos. Na China, a pimenta chilli está entre os alimentos mais consumidos e populares.

Os efeitos benéficos da pimenta e das substâncias que decorrem da sua degradação já foram muito estudados. Alguns estudos, curiosamente, demonstraram que populações que consumiam regularmente pimenta tiveram menor incidência de alguns tipos de câncer.

Na Ásia, povos que ingerem grandes quantidades de pimentas vermelhas têm apetite reduzido, menor risco de obesidade e sobrepeso e menos chance de alterações cardiovasculares. Mas, em contrapartida, o consumo abusivo pode causar alterações gastrointestinais e mesmo concorrer para o aparecimento de diabetes.

Sobre esse assunto, foi feito um estudo na China, publicado em uma das mais importantes revistas médicas do mundo. Como tudo relacionado à população nesse país é muito grande, foram estudados meio milhão de pessoas, com idades entre 30 e 79 anos. Os pesquisadores avaliaram o consumo de pimenta uma vez a todos os dias da semana e concluíram que quanto mais pimenta é ingerida, menores as taxas de mortalidade, principalmente naquelas pessoas que não consumiram bebidas alcoólicas, tanto em homens quanto em mulheres.

Parte de possíveis explicações para os efeitos observadas é dada pelos pesquisadores que atribuem os efeitos benéficos à presença de vitamina C e de outros nutrientes, como vitaminas A, K e B6, além de potássio. Especificamente, demonstraram também diminuições de mortalidade devidas a câncer, doenças do coração, como infarto, e algumas doenças respiratórias, nesse estudo, no mínimo intrigante.

Entretanto, está longe de se concluir que o uso da pimenta deva ser incluído e estimulado em nossa forma de nos alimentarmos com objetivos específicos de prevenir doenças. Embora as conclusões do estudo sejam claras, muitas outras formas de prevenir doenças precisam ser ainda implementadas.

Contudo, talvez esse conhecimento já tenha sido intuitivo no compositor Dorival Caymmi, quando, em sua canção "Vatapá", diz:

Amendoim, camarão, rala um coco.

Na hora de machucar. Sal com gengibre e cebola, laiá.

Na hora de temperar: pimenta-malagueta um pouquinho mais.

Alterações do colesterol e triglicérides em crianças

Apesar de a população brasileira estar tendo mudanças favoráveis em seu padrão alimentar, com aumento, nos últimos cinco ou seis anos, no consumo de frutas, verduras e hortaliças, segundo dados do Ministério da Saúde, ainda temos muito a modificar no nosso estilo de comer.

Nós comemos 12 g de sal por dia, enquanto o consumo recomendado pela OMS é de 5 g. Por outro lado, 31% da população nacional come carnes gordas e 53% usam regularmente leites integrais. Chama também a atenção que 23,3% dos brasileiros tomam refrigerantes em pelo menos sete das 14 refeições possíveis na semana. Fruto desses hábitos alimentares e de outras exposições a fatores de risco para doenças circulatórias, 6,8% dos jovens brasileiros estão com colesterol alto.

A revista americana *Journal of Nutrition* avaliou o papel do consumo de bebidas açucaradas do tipo sodas, sucos de frutas artificialmente preparados e chás adoçados e o aumento dos níveis de triglicérides – um tipo de gordura no sangue – em crianças. A contraprova dessa conclusão foi obtida quando se reduziu o consumo dessas bebidas comumente utilizadas nessa faixa de idade e os valores de triglicerídeos ficaram mais baixos.

Além disso, outro fato relevante observado foi que os valores do bom colesterol – o HDL – aumentaram, relata a professora Maria Van Rompay, de Boston, uma das autoras do estudo.

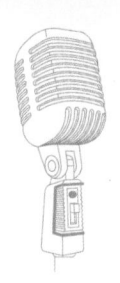

Os pesquisadores avaliaram mais de 600 crianças com idades entre 8 e 15 anos, seguidas por 12 meses, tendo encontrado uma relação direta entre triglicerídeos e consumo de bebidas açucaradas do tipo refrigerantes ou similares de acordo com o uso por semana de duas, sete ou mais de sete vezes.

Nesse mesmo grupo foram encontradas associações entre consumo de refrigerantes e maiores chances de sedentarismo, baixo consumo de frutas e vegetais, indicando, pois, que esse hábito está pareado com outras alterações comportamentais indesejáveis.

A pesquisadora principal conclui nesse estudo que "o consumo dessas bebidas pode ser modificado e concorre para melhor e mais saudável qualidade de vida". Como substituir essas bebidas? Professora Maria Van Rompay é clara e objetiva:

– Por água ou por sucos naturais de frutas, sem adição de açúcar, ou, ainda, leite!

Em outro comentário sobre problemas determinados por maus hábitos alimentares, terminei com o popular ditado: "O peixe morre pela boca!". Complemento: "O homem também".

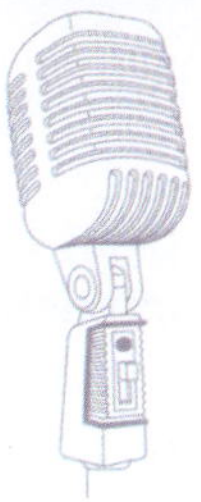

Poluição como causa de mortes

Poluição não é ruim somente para o meio ambiente. É também deletéria para a saúde humana e pesquisadores estão trabalhando atualmente para quantificar os males ao homem determinados pelas várias formas de poluição.

Um estudo publicado na revista *Nature*, conduzido por cientistas da Universidade de Nova York, concluiu que a poluição do ar é responsável por 3 milhões de mortes prematuras em todo o mundo a cada ano. Eles responsabilizaram um tipo chamado "matéria de partículas finas" por tais mortes.

Essas partículas tóxicas podem ser compostas de diferentes substâncias vindas de diversas fontes, incluindo derivados do petróleo e material orgânico em geral, que inclui, com grande importância, fertilizantes utilizados na agricultura.

Os principais problemas causados por essas formas de poluição do ar ambiente são mortes por doenças respiratórias e cardíacas. O mecanismo pelo qual se manifestam de forma tão perversa à saúde está relacionado às suas deposições nos pulmões e na corrente sanguínea.

Professor Thurston, um pesquisador envolvido nessa área recentemente demonstrou haver uma ligação da poluição do meio ambiente com o aumento de 10% no risco de mortes por doenças cardíacas e 27% de aumento de mortes por doenças respiratórias de várias naturezas em pessoas não fumantes.

Já foi discutido o que poderia ser feito em diferentes países para minimizar os efeitos da poluição ambiental de acordo com o que mais é prevalente em cada região do mundo. Em todo o planeta, a poluição determinada pelas fontes de energia, sobretudo as não renováveis, é a que tem maior impacto nas mortes causadas e a ela relacionadas. Um terço de todo o mal causado pela poluição do ar está relacionado a esse tipo de fator poluidor do ambiente.

A segunda maior fonte foi identificada como sendo as partículas de nitrogênio, que podem formar outros compostos poluidores, como sulfato de amônia e nitratos. Regionalmente, essas formas de poluidores variam muito, mas em todos os pontos do mundo podem ser responsabilizadas por mortes decorrentes de doenças dos pulmões e do coração.

Embora tenham sido apontadas essas duas formas de principais agentes poluidores, os pesquisadores concluíram que qualquer tipo de poluição do meio ambiente pode ter impacto nessas formas comuns de mortes. As partículas de carbono, por exemplo, são cinco vezes mais tóxicas do que as inorgânicas.

Há referência, também, sobre o processo de desmatamento desordenado no Brasil e o seu impacto no desequilíbrio natural da atmosfera e nas mudanças climáticas do planeta. Entretanto, a discussão mais calorosa está centrada no que poderá ocorrer no futuro com as crescentes adições de poluidores no ar ambiente de todo o mundo.

Por projeção estatística, pode-se concluir que em 2050 as mortes precoces em decorrência da poluição terão dobrado se comparadas com os 3 milhões de óbitos hoje registrados.

Mais uma vez, a natureza cobrará dos homens as agressões que eles fazem a ela. A cobrança será rigorosa e as pessoas pagarão o preço da escolha entre a vida e a morte.

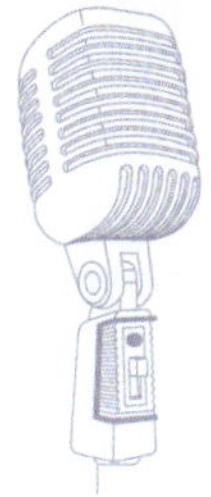

Atividade sexual em cardiopatas

Algumas perguntas comuns no consultório do cardiologista: "Posso comer tal alimento?". "Que atividade posso fazer?". "Como evitar nível elevado de estresse?". Outra não rara: "Atividade sexual é segura?".

Para essa última pergunta, a Associação Americana de Cardiologia fez, recentemente, um documento informando que a atividade sexual é provavelmente segura se a doença cardiovascular está estabilizada e a pessoa mantém-se sob seguimento médico apropriado.

A atividade sexual é um marcador de boa qualidade de vida para homens, mulheres e seus parceiros, que têm doenças cardiocirculatórias, informa Dr. Glenn Levine, da Baylor College of Medicine, em Houston, um dos autores do documento.

Ataques cardíacos e dor no peito causados por doenças cardíacas preexistentes raramente ocorrem durante a atividade sexual, principalmente porque se dá por um pequeno intervalo de tempo.

Dr. Glenn ainda afirma que dispensar a atividade sexual pode ser um fato que venha a contribuir para pior qualidade da vida das pessoas com doenças cardíacas. Por outro lado, para boa parte delas, atividade sexual será segura, continua ele.

O documento estabelece que se a pessoa tem uma doença instável e grave, principalmente sintomática, deverá ser tratada previamente e controlar suas manifestações antes da prática regular de atividade sexual.

Esse assunto é, entretanto, quase sempre negligenciado por homens e, principalmente, por mulheres quando nas suas consultas. A orientação sobre esse assunto é sempre discutir com o médico que segue a pessoa com doenças cardíacas.

Esse mesmo documento estabelece regras que deverão ser seguidas para que a atividade sexual em portadores de doenças cardíacas seja segura, como se segue.

- Peça a seu médico avaliação prévia para liberação de atividade sexual.
- Um programa de reabilitação cardiovascular, por pessoa competente para isso, poderá reduzir eventuais riscos.
- As mulheres deverão discutir com seus médicos a segurança de uma possível gravidez.
- Para os homens, a disfunção erétil deverá ser discutida em busca de soluções seguras. Embora as medicações usualmente empregadas sejam quase sempre possíveis de serem usadas, só deverão ser empregadas com orientação médica.

Um estudo alemão confirmou a segurança da atividade sexual em portadores de doenças cardíacas quando atendidas essas recomendações. Nessa pesquisa, os investigadores avaliaram 536 pessoas entre 30 e 70 anos sobre suas atividades sexuais antes e após ataque cardíaco, AVC ou outras doenças do coração. Eles não observaram problemas relacionados às atividades sexuais, desde que os critérios de avaliação médica e as orientações decorrentes dessas avaliações tivessem sido atendidos.

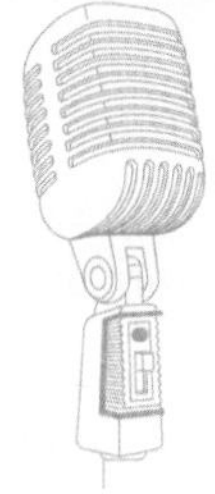

Ruídos no trânsito e doenças cardíacas

O mundo todo padece com os efeitos de uma frota de veículos transitando por ruas, avenidas e demais locais, deixando um rastro de poluição ambiental representada por gases poluentes e também por ruídos perniciosos à saúde.

A quantidade de carros no Brasil cresceu, em dez anos, 119%, enquanto as motos tiveram um aumento de mais de 400% em igual período de tempo. O país tem hoje mais de 90 milhões de veículos, representados por 50 milhões de carros, 3 milhões de caminhões e 20 milhões de motos. Essa cifra nos remete ao cálculo de que haja quase um veículo para cada dois habitantes, com a expectativa de que esse número só deve crescer.

Pesquisadores da Universidade de Londres avaliaram o impacto dos ruídos gerados pelos veículos em trânsito constante, associando-os à ocorrência de hipertensão arterial e mesmo a hospitalizações e mortalidade. Eles avaliaram pacientes que foram admitidos em hospitais de Londres, cidade com quase 9 milhões de habitantes, sendo uma das maiores da Europa.

O estudo dividiu as observações em dois períodos do dia, correspondentes ao horário entre 7 e 23 horas (dia) e das 23 às 7 horas (noite), considerando pessoas com mais de 25 anos de idade e os muito idosos com mais de 75 anos. A média de exposição aos ruídos do trânsito durante o dia foi de 55,6 db, o que equivale ao barulho decorrente de conversas muito altas.

Os indivíduos que estavam expostos a esse nível de ruído tiveram, em média, 5% a mais de chance de terem um derrame cerebral, independentemente de outros fatores que poderiam levar a essa doença, e nos mais idosos, esse risco chegou a ser 10% maior. Para os mais idosos, o ruído noturno também teve correlação positiva com aumento de AVC.

Além disso, foram registrados aumentos de mortalidade por doenças cardiovasculares e infarto do coração, com resultados similares entre idosos e não idosos. Os pesquisadores concluíram que a exposição a ruídos do trânsito pode ser associada a aumento de risco de todas as causas de mortalidade cardiovascular e ocorrência de doenças não fatais, mas igualmente graves, como derrames cerebrais, particularmente em idosos.

Embora esses riscos não tenham sido muito elevados, não são desprezíveis. Esse é um dos preços que nos cobram o progresso e a desordenada utilização dos recursos dele advindos.

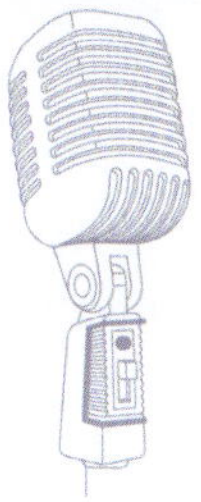

Dormir pouco não é bom para o coração

O funcionamento do sistema cardiovascular começa ao nascermos e suas atividades só terminam com a morte. A maneira que tem de arrefecer o seu trabalho é, durante o sono, reduzir as suas atividades. Assim, a frequência de batimentos cardíacos e a pressão arterial devem ser menores durante o sono, para descansar esse sempre ativo sistema.

A pressão arterial, para se manter de forma ideal, deve ser entre 10% e 20%, menor durante o sono que no período de vigília. A falta desse descenso está correlacionada à maior probabilidade de eventos, como infarto do coração, derrame cerebral e mortalidade.

Um estudo coreano demonstrou que pessoas que dormem menos de seis horas por noite podem ter maior probabilidade de diabetes, doenças cardíacas e derrames cerebrais. Nesse estudo, os investigadores definiram como de "sono curto" as pessoas que dormiam menos do que seis horas por noite.

As pessoas de "sono curto" tiveram maior chance de desenvolver uma temida situação chamada de síndrome metabólica e que se caracteriza por pressão alta, alterações no colesterol, aumento de gordura abdominal e do açúcar no sangue.

Duas mil e seiscentas dessas pessoas com tais características de sono foram seguidas por mais de dois anos, tendo os pesquisadores encontrado 41% a mais de chance de desenvolverem essas alterações que caracterizam a chamada síndrome metabólica. Quinhentos e sessenta participantes ou 22% dos estudados apresentaram síndrome metabólica após dois anos e seis meses de seguimento.

As pessoas com "sono curto" tiveram chance 30% maior de desenvolver alterações no açúcar sanguíneo, bem como 56% a mais de se tornarem hipertensas, quando comparados com outras que os pesquisadores identificaram como de sono longo.

Os pesquisadores sugerem que as pessoas avaliem o seu tempo de sono e procurem abdicar de atividades que podem ser excluídas ou minimizadas, como assistir à televisão por longo período, já que outras são impossíveis de serem excluídas.

Dr. Knutson afirma que "embora não se saiba se é possível reverter os efeitos de pouco tempo destinados ao sono com novos hábitos que priorizem um tempo de descanso e sono maior, isso é muito provavelmente real".

Não há dúvidas, entretanto, de que a adoção de um estilo de vida saudável, incluindo dietas adequadas, exercícios físicos e um bom tempo de sono, não inferior a oito horas diárias, certamente resultará em melhor qualidade de vida e mais e melhor tempo vivido.

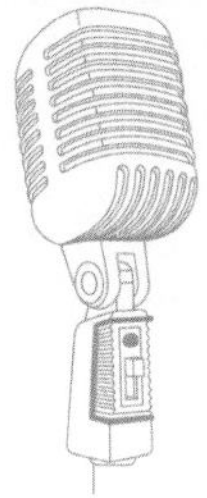

Ataques cardíacos nas mulheres

As doenças cardíacas são responsáveis no Brasil por mais de 300 mil mortes por ano ou 820 por dia. A maior parte delas ocorre em pessoas entre os 40 e 60 anos, no período mais produtivo da vida, tendo como fatores precipitantes: pressão alta, colesterol fora dos limites de normalidade, obesidade, sedentarismo, tabagismo, diabetes, entre outros.

Até três décadas atrás, as mulheres estavam circunstancialmente protegidas dos fatores de risco para doenças cardíacas pelo estilo de vida que tinham. Ao ganharem acesso social, incluindo trabalho fora de casa e exposição aos mesmos fatores de risco que os homens, elas se equipararam a eles em termos de probabilidade de ocorrência de doenças cardiovasculares.

Um estudo muito interessante produzido por uma companhia de seguros nos Estados Unidos examinou mais de duas mil mulheres com vistas aos cuidados que lhe são dispensados sob o ponto de vista das doenças do coração e concluiu que elas recebem tratamentos menos agressivos que os homens.

Nessa avaliação, as mulheres foram submetidas à angioplastia - uma técnica para dilatar as artérias coronárias obstruídas - 27% menos que os homens. Ao analisarem as indicações para cirurgias cardíacas, elas tiveram 38% menos indicações igualmente comparadas aos pacientes do sexo masculino.

Dra. Marla Mendelson, de Chicago, analisou esses dados e afirmou que as doenças do coração são a primeira causa de mortalidade para as mulheres, sendo maior o seu impacto que todos os tipos de câncer. Nos Estados Unidos, mais de 400 mil mulheres morreram por doenças do coração em

2013 e desde 1984 morrem mais mulheres de doenças do coração que homens.

Por essas razões, iniciou-se, nos anos 2000, um consistente programa para mudar a ideia de que as mulheres são menos sujeitas a esse tipo de doença. A Associação Americana de Cardiologia, há mais de uma década, criou um programa de atenção para as doenças cardíacas que tem como lema informa-lás sobre seus riscos serem equivalentes aos dos homens.

O Centro de Controle de Doenças dos Estados Unidos avaliou que somente 54% das mulheres avaliadas tinham consciência de que elas morrem mais por doenças do coração do que por outras causas. Os fatores de risco para doenças cardíacas nas mulheres brasileiras não são substancialmente diferentes dos observados nos homens.

Em avaliação pelo Ministério da Saúde, observou-se, por exemplo, que o colesterol aumentado foi maior nas mulheres que nos homens. Elas são tão fisicamente inativas quanto eles, comem mais sal e consomem cigarros de modo similar.

A mensagem final é que as doenças do coração são democraticamente distribuídas entre homens e mulheres, todos necessitando, portanto, de atenção especial, cuidados médicos, vida saudável e, sobretudo, prevenção.

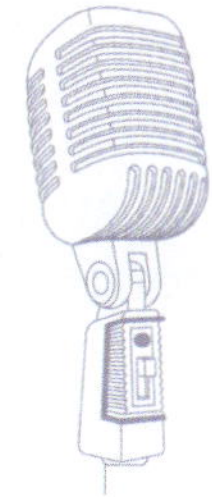

Consumo de açúcar

O consumo de açúcar está diretamente relacionado às variáveis do organismo humano, principalmente ao ganho de peso. Por outro lado, o ganho ponderal relaciona-se diretamente com maior chance de doenças graves, como hipertensão, alguns tipos de câncer e diabetes.

Podemos afirmar que, em face da qualidade dos alimentos e dos hábitos alimentares atualmente, estamos consumindo quantidades abusivas de açúcar. Especialistas em saúde falam há anos para a população reduzir o consumo de açúcar, mas agora, nos Estados Unidos, é oficial: a Food and Drug Administration (FDA), agência americana reguladora de alimentos e fármacos, está recomendando pela primeira vez um limite diário de açúcar.

A meta é limitar o açúcar adicionado a não mais de 10% das calorias diárias, segundo as diretrizes propostas. Para pessoas com mais de três anos, isso significa não ingerir mais que 12,5 colheres de chá, ou 50 gramas, de açúcar por dia.

Isso é praticamente a mesma quantidade de açúcar encontrada em uma lata de Coca-Cola, mas, para a maioria das pessoas, abrir mão de refrigerantes não bastará para atender à recomendação. Adoçantes calóricos, como açúcar, mel e xarope de milho, são encontrados em lugares óbvios, como refrigerantes, biscoitos e doces, mas também estão presentes em alimentos de apelo saudável, como iogurtes *light*, granola e pães integrais, assim como no *ketchup*, nos molhos para massas e saladas, frutas enlatadas e sopas prontas, entre outros.

"Há muito açúcar escondido em nossos alimentos e não apenas naqueles que são doces", disse Dr. Frank Hu, membro do Conselho Consultivo de Diretrizes Dietéticas e professor de Nutrição e Epidemiologia de Harvard.

Atualmente, os rótulos dos alimentos informam apenas a quantidade total de açúcar em um produto. "Quando você vê um iogurte com imagem de ameixas e morangos no rótulo, pode haver uma quantidade pequena de frutas e muito açúcar", informa Dra. Susan Mayne, diretora do Centro para Segurança Alimentar e Nutrição Aplicada da FDA.

Um estudo publicado na revista *The Journal of the Academy of Nutrition and Dietetics* apontou que as pessoas superestimam a quantidade de açúcar nos produtos que listam "açúcar adicionado" e mostram-se menos propensas a comprá-los. Se as pessoas querem cuidar do peso, "é mais importante olhar para o total de calorias", diz Kris Sollid, um nutricionista relacionado ao tema.

A OMS endossa um limite de 10% de açúcares, excluindo os presentes em frutas frescas, vegetais e leite, e pede às pessoas que busquem ainda menos, limitando os açúcares a 5% da ingestão calórica para obtenção de melhores benefícios à saúde.

A Associação Americana do Coração também recomenda limites mais rígidos ao açúcar, dizendo que as mulheres deveriam consumir apenas cerca de 100 calorias por dia de açúcares adicionados – cerca de seis colheres de chá – e os homens não mais que 150 calorias, ou nove colheres de chá. A FDA está recomendando que crianças entre 1 e 3 anos não consumam mais que 25 g de açúcar por dia, o equivalente a cinco colheres de chá de açúcar. Até alimentos que parecem muito saudáveis, como barrinhas de cereais e sucos, costumam ter açúcar.

A OMS fez uma pesquisa e concluiu que o brasileiro está consumindo, em média, 50% mais açúcar do que deveria. Vejam uma dica boa, de acordo com um professor de Nutrição da Faculdade de Saúde Pública da USP, que participou do estudo da OMS: "Se você olhar a lista de ingredientes e o açúcar aparecer em primeiro ou em segundo lugar, será sinal de que o produto tem muito açúcar".

A exemplo do que acontece com o sal, nós acostumamos o nosso paladar à quantidade usada. Está no equilíbrio e na moderação, como em tudo na vida, o consumo de açúcares.

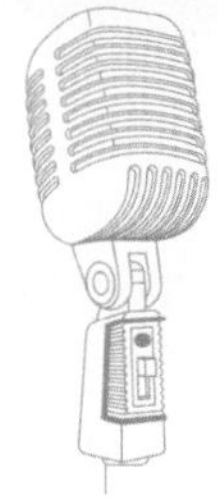

Estresse no trabalho

Estresse é considerado fator de risco para doenças da circulação, em particular infarto do coração. Em um estudo que avaliou risco para infarto em 56 países, incluindo o Brasil, ficou demonstrado que pessoas que referiram ter estresse psicossocial constante tiveram o dobro de chance de apresentar infarto do miocárdio.

Fatos que afetam a nossa vida podem causar estresse marcado por alguma variável, como pressão arterial elevada. Por exemplo: um homem que participava de um estudo em Nova York e media a pressão semanalmente, na semana anterior ao ataque às Torres Gêmeas, apresentou pressão igual a 12 × 7. Na manhã do 11 de setembro, sua pressão era de 11,9 × 7. Na tarde desse mesmo dia, registrou pressão arterial de 16 × 10, que se manteve por alguns dias, só voltando aos valores iniciais duas semanas após.

Então, fica claro que o estresse psicossocial ou emocional causa alterações orgânicas que se relacionam com doenças circulatórias. A prevenção das doenças do sistema cardiovascular relacionadas ao trabalho está baseada nos procedimentos que determinam boa qualidade no desenvolvimento das atividades, entre elas o estresse psicossocial, como mais importante, causado pelo excesso de trabalho, sem pausas para descanso, que pode levar a mudança de humor, ansiedade, irritabilidade, falta de controle emocional e mesmo doença psíquica.

Outras profissões que causam estresse intenso, como a de jornalistas e publicitários, motoristas de ônibus, pilotos de aeronaves, têm também mais chance de pressão alta. Disso, pode-se tirar uma conclusão: é preciso trabalhar com prazer e fazendo aquilo que é agradável a quem faz. Se isso for possível, haverá menos chance de estresse e melhor saúde.

Em um estudo americano, os médicos concluíram que o estresse no trabalho aumentou a chance de eventos cardiovasculares e mortalidade, principalmente decorrentes de ataques cardíacos e AVC, mas que também houve relação com níveis de ruído e tabagismo passivo no ambiente de trabalho.

Entretanto, desempregados também apresentaram taxas mais elevadas de eventos cardiovasculares, sendo estresse o principal marcador para essas ocorrências.

Deve haver, também no trabalho, uma preocupação constante em busca da melhor qualidade de vida que, a exemplo do que estabelece a Constituição brasileira em relação à saúde, é um dever do Estado e um direito de todos.

Recentemente foi demonstrado, por meio de um estudo que avaliou mais de 130 mil pessoas por tempo longo, chegando a 17 anos e estresse no trabalho.

Os autores verificaram aumento de 22% para a ocorrência de derrame cerebral em homens que referiram alto nível de estresse no trabalho, enquanto para as mulheres essa porcentagem foi ainda mais marcante, atingindo 33% delas, que também referiram muita pressão e estresse no ambiente de trabalho.

Café e doenças cardiovasculares

Consumo de café está associado a aumento do risco cardiovascular em pessoas jovens e de meia-idade com hipertensão. Essa foi uma notícia muito comentada no meio científico internacional, em razão de uma comunicação feita durante um congresso da Sociedade Europeia de Cardiologia realizado em Paris.

O café pode proteger contra doenças cardiovasculares, dependendo do uso e das condições de cada bebedor. Como no restante, na medicina e na vida: a virtude está no equilíbrio!

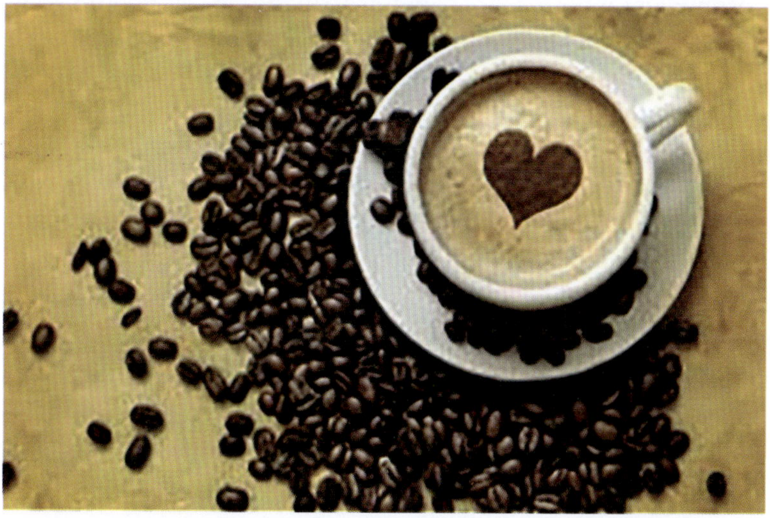

Contudo, tal assunto ainda não é consenso no meio científico.

Uma série de estudos sugeriu que o café é benéfico à saúde do coração e uma pesquisa feita no Japão ajudou a entender de que forma isso acontece. De acordo com o estudo, a bebida tem efeito positivo nos vasos sanguíneos, melhorando o fluxo do sangue pelo corpo e reduzindo o risco de inflamações, mas isso não foi válido para os cafés descafeinados, parecendo novamente que o efeito é inerente à cafeína.

Em pacientes que apresentam pressão arterial normal, o consumo de três a quatro xícaras de café ao dia não demonstrou risco adicional para doenças do coração. Com o consumo, a pressão arterial se eleva muito pouco e igualmente por pouco tempo.

Entretanto, ainda existe uma controvérsia sobre os efeitos cardiovasculares e metabólicos do consumo de café em pacientes com hipertensão. Em um Congresso da Sociedade Europeia de Cardiologia, ocorrido em Londres, foram apresentados os resultados de um estudo que avaliou a capacidade do uso de café sobre a pressão arterial e o metabolismo da glicose em longo prazo.

O estudo incluiu 1.201 hipertensos leves, não tratados e não diabéticos com idade entre 18 e 45 anos. O consumo de café foi categorizado pelo número de xícaras de bebida contendo cafeína, ingeridas por dia: não bebedores, moderados (uma a três xícaras) e bebedores pesados (quatro ou mais xícaras).

Durante um seguimento de 12,5 anos, 60 participantes tiveram eventos cardiovasculares. Bebedores pesados de café apresentaram maior risco para desenvolver hipertensão, com necessidade de tratamento, e pré-diabetes, e o consumo de café foi o que determinou essa probabilidade.

Dessa forma, de acordo com os autores desse estudo, o efeito do café sobre o aumento do risco para eventos cardiovasculares parece ser parcialmente mediado pelos seus efeitos em longo prazo sobre a pressão arterial e o metabolismo da glicose. Sendo assim, eles sugerem que o consumo de café deva ser reduzido em pacientes com hipertensão. Diante dessas informações, cabe a pergunta: café: herói ou bandido?

Parece que ambos os papéis podem ser desempenhados por ele, dependendo de quem o consome e quanto dele é consumido.

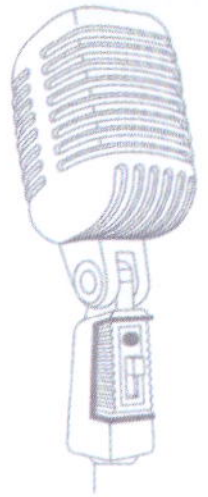

Depressão, exercício e doenças cardíacas

Resultado de um estilo de vida altamente estressante, com cobranças de grande impacto, exigências crescentes e busca de objetivos cada vez mais complexos e difíceis de serem alcançados, distúrbios comportamentais, em geral, e depressão, em particular, têm sido observados sobretudo nas faixas etárias entre os 40 e 50 anos.

A moderna cardiologia preventiva trabalha com o que se denomina de marcadores de risco, ou seja, fatores que, se presentes, podem resultar em maiores chances de aparecimento de temíveis doenças, como infarto do coração e derrame cerebral. Sabe-se que esses marcadores podem ser potencializados pela depressão, determinando maior chance de doenças.

Essa área, entretanto, é de difícil pesquisa e encontrar modos de avaliá-la tem sido um obstáculo para os pesquisadores.

Um grupo de cientistas de Atlanta, nos Estados Unidos, demonstrou que pode haver marcadores bioquímicos mensuráveis para fazer esse tipo de avaliação.

Eles definiram que nos pacientes com depressão que também eram sedentários esses parâmetros foram mais marcantes, resultando em maior ocorrência de doenças cardíacas.

Assim, concluíram que a atividade física pode ser também um remédio para as pessoas com quadros depressivos no sentido de evitar a manifestação de doenças da circulação.

Nossos achados determinam que as desordens depressivas estão ligadas a um maior risco cardiovascular, mas as atividades físicas previnem essas manifestações, concluíram os investigadores.

O estudo avaliou quase mil pessoas, com idade média de 50 anos, que não tinham doença cardíaca no início do projeto, exatamente com a finalidade de observar o que ocorreria com elas ante o aparecimento da depressão e, depois disso, o comportamento de dois grupos distintos: os que foram submetidos a programas de atividade física e os que permaneceram sedentários. Aqueles que se mantiveram ativos tiveram melhor prognóstico.

Essas conclusões vêm corroborar conhecimentos anteriores que definiram benefícios das atividades físicas sobre a saúde em geral, mas com enorme impacto sobre a saúde cardiovascular.

Por fim, a dica da semana: meça sua pressão arterial pelo menos uma vez por ano.

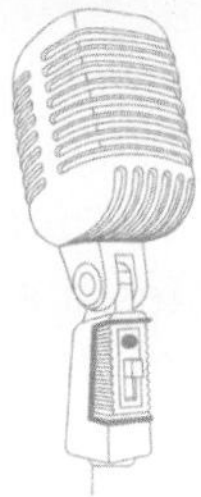

Consumo de ovos

Desde a década de 1950, estabeleceu-se correlação direta entre o nível do colesterol no sangue e infarto do coração. No Brasil, na população adulta há algum grau de elevação do colesterol, sendo mais frequente nas mulheres – com prevalência de 22% – do que nos homens – 18%.

Sabe-se, atualmente, que do total de colesterol que temos, aproximadamente 25% correspondem ao provindo da alimentação, sendo, pois, os outros 75% sintetizados pelo organismo, no fígado.

Durante muitos anos, atribuiu-se à alimentação um papel que ela realmente tem, mas que não guarda toda a importância a ela atribuída, já que a maior parte do nosso colesterol é fruto da nossa própria produção. Ovos, por exemplo, foram considerados vilões por várias décadas.

Um ovo de galinha tem entre 100 e 200 mg de colesterol e o consumo diário dessa substância não deve ser maior do que 300 mg. Para comparação, 100 g de contrafilé grelhado contêm 102 mg e 100 g de queijo branco, 62 mg.

Em artigo publicado em janeiro de 2014, resultado de uma pesquisa envolvendo mais de 9.500 pessoas de 25 a 74 anos, acompanhadas durante duas décadas, os pesquisadores demonstraram não haver relação entre o consumo regular de ovos e o aumento da incidência de doenças cardiovasculares, como infarto e derrame.

"Não houve diferença entre aqueles que comiam um ovo ou mais por dia em comparação com quem não comia nenhum", disse o cardiologista Adnan Qureshi, líder da investigação. "Em apenas um grupo específico, o dos diabéticos, encontramos dados que mostram que o consumo maior de ovos pode estar ligado ao aumento da ameaça de doenças cardíacas, mas nem isso sequer está totalmente claro."

Durante muito tempo, o ovo engrossou o time dos acusados por infartos, aterosclerose e outros danos cardiovasculares. A principal justificativa: os altos níveis de colesterol.

Estudos recentes, no entanto, vêm trazendo o debate à tona novamente. Um trabalho divulgado pela Fundação Britânica de Nutrição afirma que consumir um ovo por dia é seguro e que o colesterol encontrado no alimento teria efeito "pequeno e insignificante" no colesterol do sangue.

Nova contribuição sobre esse tema foi publicada, reafirmando que a ingestão de ovos, de forma moderada, não acarreta problemas ao organismo. Os autores avaliaram a ocorrência de infarto e alterações nas carótidas – artérias responsáveis pela irrigação do cérebro – em mais de mil homens finlandeses, concluindo que o consumo de ovos de galinha não se correlacionou com aumento de doença das coronárias e derrames. Mais uma vez, resgataram o ovo de galinha, até pouco tempo um vilão.

É, mais uma vez, a ciência e as evidências definem conceitos e desmistificam velhos tabus.

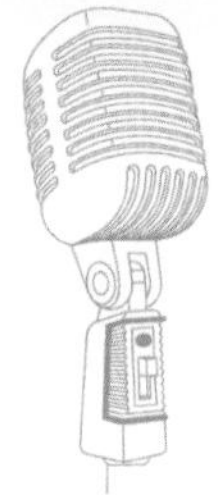

Periodontite e doenças cardíacas

Vários fatores de risco para a ocorrência de infarto são conhecidos e muito divulgados. Dentre eles: tabagismo, colesterol alto, hipertensão, diabetes e obesidade.

Recentemente, tem sido, entretanto, apontado outros fatores denominados emergentes decorrentes de novos estudos. Periodontite, uma inflamação e infecção das gengivas, ligamentos e ossos que dão suporte aos dentes, tem sido relacionada como um desses fatores que podem precipitar a ocorrência de infarto do coração. A hipótese da correlação entre periodontite e infarto do miocárdio foi testada em um recente estudo.

Mais de 800 pacientes com idades inferiores a 75 anos, que apresentaram um primeiro infarto, e outro número igual de pessoas que não haviam sofrido esse tipo de ataque cardíaco foram criteriosamente examinados por dentistas especializados e médicos cardiologistas. Periodontite estava presente em 43% dos infartados e em 30% dos que não haviam tido infarto.

Os autores desse trabalho concluíram que o risco de ocorrência de um primeiro infarto, em pacientes com inflamação e infecção gengival, foi significativamente maior do que naqueles que não apresentaram esse diagnóstico odontológico.

Assim, além do controle dos clássicos fatores de risco para ocorrência de infarto, a saúde bucal é fundamental e, nesse sentido, deverão trabalhar cardiologistas e dentistas em parceria.

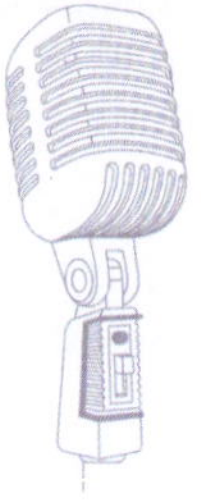

Circunferência abdominal = perigo à vista

O que há de mais efetivo na moderna cardiologia, como na medicina em geral, é a prevenção. Como diziam sabiamente nossos antepassados, é melhor prevenir do que remediar, o que pode ser entendido como fazer prevenção é evitar, no futuro, a necessidade de tratamento.

Diagnosticar e cuidar da pressão alta é evitar pelo menos 40% da ocorrência de derrame cerebral e 25% de infarto. Um bom exemplo de prevenção.

Igualmente, o controle do colesterol, do peso corporal, das taxas de açúcar no sangue, a prática de atividades físicas regulares e o consumo zero de cigarros têm papel relevante na prevenção das doenças circulatórias. Excesso de peso e obesidade estão relacionados ao aparecimento de doenças como diabetes, hipertensão, alterações dos níveis de triglicérides e mesmo alguns tipos de câncer.

A forma como se avaliam o excesso de peso e a obesidade sempre foi pelo cálculo do índice de massa corporal, que é obtido dividindo-se o peso em quilos pelo quadrado da altura. Quando esse valor está entre 18 e 24,9 kg/m^2, o peso encontra-se dentro da faixa desejada. Entretanto, mais recentemente, descobriu-se que a circunferência abdominal é um marcador de risco mais importante do que o próprio índice de massa corporal.

Entre pessoas que têm o mesmo índice de massa, terão mais chance de ter um infarto aquelas que tiverem maior valor de circunferência da barriga. Para os homens, esse valor não deve ultrapassar 102 cm, enquanto para as mulheres não deve ser maior do que 88 cm.

Faça você essas avaliações e fique atento aos seus resultados. Nesses casos, a saúde pode ser medida por números.

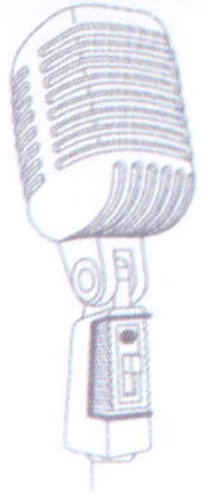

Tai chi chuan e doenças cardiovasculares

O *tai chi chuan* tem suas raízes na China, sendo uma arte praticada no mundo todo. É apreciado no Ocidente, especialmente por sua relação com a meditação e a promoção da saúde, oferecendo aos que vivem no ritmo veloz das grandes cidades uma referência de tranquilidade e equilíbrio.

Em uma publicação na mundialmente reconhecida revista da Associação Americana de Medicina, foi indicado que esse tipo de exercício pode reduzir depressão e melhorar a qualidade de vida de pacientes com doenças cardíacas.

Os autores avaliaram 2.200 pessoas com doenças cardíacas, provenientes de dez diferentes países, verificando que esse tipo de atividade ajudou a diminuir a pressão arterial, além de também reduzir os níveis de LDL colesterol – o chamado mau colesterol – e outras gorduras do sangue.

Tai chi chuan e outros tradicionais exercícios chineses também reduziram a depressão, melhorando as doenças cardíacas presentes. Contudo, esse tipo de atividade não foi capaz de melhorar a frequência dos batimentos cardíacos nem os níveis da capacidade aeróbica.

Os benefícios dessa atividade são mais do que físicos, mas, principalmente, psicológicos, afirma Prof. Yu Liu, um dos autores da pesquisa, da Universidade de Shangai.

Essa publicação e outras apontam para o fato de que as doenças cardiocirculatórias são influenciadas não só pelos tradicionais fatores de risco, como cigarro, hipertensão, colesterol alto, sedentarismo, entre outros, mas também pelo perfeito bem-estar psíquico e emocional. Aliás, a OMS define saúde como bem-estar físico, psíquico e social.

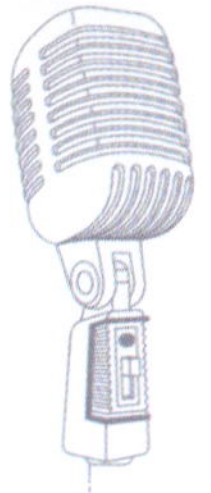

Consumo de alimentos processados

Bolos, sopas, pães, bolachas, lasanha pronta, pizza, hambúrguer... tudo isso, alimentos aparentemente fáceis de comer, resulta de uma série de processos de industrialização, sendo considerados alimentos ultraprocessados.

Historicamente, os alimentos, antes da geladeira, eram conservados de outras formas. A carne, por exemplo, era salgada ou guardada em latas de banha. Ocorre que ultimamente a industrialização tomou vulto e cresceu o número de alimentos com essas características.

No bojo dessa constatação, cresceram vertiginosamente os problemas decorrentes do excessivo consumo desses alimentos, em geral muito calóricos, como obesidade, diabetes, infarto, hipertensão, colesterol alto e derrames. Esses alimentos têm, sistematicamente, mais açúcar, gorduras ruins ou saturadas, sal e compostos químicos envolvidos no processo de produção.

Um dos maiores problemas é que o sabor do alimento não está conectado aos nutrientes. "Um bolo de amêndoas industrializado, que vem na caixinha, só tem sabor de amêndoas, mas não os nutrientes ligados a esse sabor. É como se o organismo fosse enganado", explica Dra. Maluh Berciotte.

A pesquisadora Maria Laura Louzada e seus colaboradores estudaram e publicaram os resultados de uma pesquisa sobre o consumo de alimentos ultraprocessados no Brasil. Concluíram que, do consumo médio calórico no País, 21,5% são fruto desse tipo de alimento.

O consumo de alimentos ultraprocessados mostrou maior densidade energética, maior teor de gorduras em geral, de gorduras saturadas e açúcar, com menos fibras e proteínas, porém com mais sódio. Mas isso não são características e problemas somente da nossa população.

Um estudo demonstrou que nos Estados Unidos 58% das calorias ingeridas são decorrentes de alimentos ultraprocessados. Tais alimentos incluíam congelados, pizzas, cereais industrializados e refrigerantes, que são usualmente relacionados a ganho de peso e a doenças que o sobrepeso e a obesidade determinam. Nele, foram entrevistados mais de 9 mil americanos entre 2009 e 2010. Quando questionados sobre o que haviam comido nas últimas 24 horas, eles nomearam mais de 280 mil itens com essas características.

Contudo, em relação à população brasileira, temos algumas promissoras informações. Dados do Programa Vigitel, do Ministério da Saúde, indicam que frutas e hortaliças estão mais presentes na alimentação dos brasileiros, com aumento do número de pessoas que buscam comer de forma mais saudável e com menos gordura e sal - embora o seu consumo ainda seja alto.

No entanto, o consumo regular de refrigerantes é maior que 20%, 18% comem doces regularmente e 16% da população economicamente ativa substitui as refeições regulares por lanches.

Não será original essa minha constatação final, visto que já a utilizei em outra ocasião, porém reafirmo que quando se diz que "o peixe morre pela boca", completo: e o homem também.

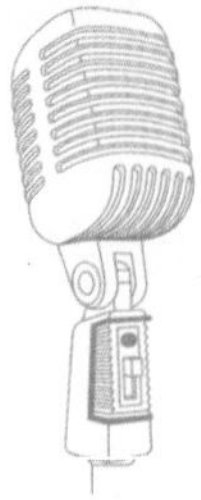

Bebidas doces e cálcio nas artérias coronárias

Com o advento de métodos sofisticados de avaliação das coronárias – as importantes artérias responsáveis pela irrigação do músculo cardíaco –, como a angiotomografia das coronárias, os cardiologistas passaram a ter alguns parâmetros, antes não disponíveis, para definir o prognóstico dos pacientes.

Um desses parâmetros possíveis de serem avaliados é a quantidade de cálcio nessas artérias. A presença de cálcio é preditora de instabilidade das lesões nas artérias.

Um estudo publicado na *Revista Americana do Coração* mostrou que "bebidas ricas em açúcar", na quantidade de, pelo menos, uma dose diária, cinco dias na semana, podem contribuir para o aumento de cálcio nessas artérias responsáveis pela importante e vital irrigação do coração.

Nesse estudo, foram avaliadas mais de 20 mil pessoas, entre homens e mulheres, sem doença prévia do coração, que consumiam cinco ou mais vezes por semana esse tipo de bebida. Tais pessoas, quando comparadas com outras que não tinham esse hábito, tiveram 70% mais cálcio nas artérias coronárias e, portanto, pior prognóstico.

Os autores apontam também que o consumo dessas bebidas, como refrigerantes e outras, pode concorrer também para o aparecimento de diabetes. Eles afirmam que o achado de consumo de bebidas doces, como refrigerantes, de forma sistemática, cinco ou mais vezes por semana, esteve relacionado a maior risco de doenças das coronárias.

Os hábitos de consumo desse tipo de bebidas no Brasil, observados pelo Ministério da Saúde em 2013, mostraram que 23% da população consumia regularmente refrigerantes, mais os homens (26%) do que as mulheres.

É mais uma atenção que devemos ter com nossos hábitos a bem da melhor saúde do coração.

Espiritualidade e doenças cardiovasculares

Espiritualidade é diferente de religiosidade. A espiritualidade, por definição, é a propensão humana a buscar significado para a vida por meio de conceitos que transcendem o perceptível, enquanto a religiosidade implica, em geral, práticas religiosas afeitas a uma religião, suas características e ritos.

Contudo, é preciso que se justifique por que nesses comentários relacionados à saude cardiovascular começo com a apresentação desses conceitos. Cada vez mais tem sido estudada e comprovada a ausência de espiritualidade no aparecimento de doenças e o seu agravamento se já estiverem presentes.

Em artigo que publicamos com outros colaboradores em 2010, avaliamos que as pessoas que se definiram praticantes de alguma liturgia, frequentavam serviços religiosos e faziam preces com regularidade tiveram 40% menos chance de hipertensão e, quando já apresentavam a doença, mantinham melhor controle e faziam uso dos medicamentos prescritos de forma mais regular.

Estudos demonstraram que pacientes internados com doenças cardiovasculares graves que receberam preces *versus* aqueles que não tiveram essa intervenção tiveram melhor evolução avaliada por meio de marcadores bem definidos.

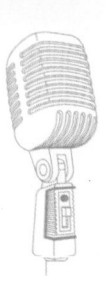

Idosos que ficaram depressivos e mesmo aqueles que experimentaram a repetição de um novo quadro de depressão foram estudados na Universidade de Boston, nos Estados Unidos. Os autores concluíram que religiosidade/espiritualidade evitou o aparecimento da doença, muito grave entre os idosos, e dois anos após o acompanhamento, tais pessoas tiveram muito menos quadros depressivos que aqueles autorreferidos como não espiritualizados.

Contudo, sobretudo para os cientistas – em particular, os agnósticos –, documentações cabais, baseadas no raciocínio cartesiano que move a ciência tradicional, são necessárias. Essa tem sido uma área expressiva de pesquisas atualmente.

Meditação como forma de prática de elevação espiritual tem sido demonstrada como um marcador de melhora da saúde, em geral, e das doenças cardiovasculares, em particular, porém os mecanismos neurobiológicos são ainda desconhecidos.

David Cresswell, um neurocientista renomado, verificou aumento de substâncias inflamatórias no organismo de pessoas que não praticavam regularmente preces e meditações quando comparadas com aquelas que tinham essas práticas rotineiras.

Assim, somam-se evidências que as doenças em geral e as cardiovasculares, em particular, têm muito mais do que os mecanismos tradicionais já conhecidos e estudados.

Aqueles valores que transcendem esses conhecimentos, como a espiritualidade, têm relevante importância tanto no aparecimento dessas doenças como no seu controle e tratamento. Albert Einstein disse: "Sem Deus, o universo não pode ser explicável satisfatoriamente".

Diante de tantas recentes evidências de que a espiritualidade tem papel destacado na saúde e nas doenças, poderia parafraseá-lo, afirmando que sem espiritualidade as doenças e suas curas não podem ser satisfatoriamente explicáveis.

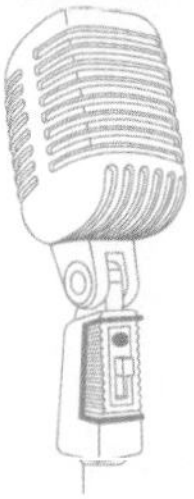

ABCD das mudanças de estilo de vida

Mudar o estilo de vida quando é inadequado é, a um só tempo, uma necessidade, porém um grande desafio, tanto para médicos quanto para pacientes.

Tabagismo, abuso do consumo de sal e álcool, inatividade física, hipertensão arterial, elevação do colesterol, excesso de peso e diabetes são fatores que contribuem para o aparecimento das doenças cardiovasculares e o agravamento nas pessoas já portadoras delas, porém todos podem ser modificados e são controláveis.

A revista da Associação Americana de Medicina publicou o que os autores chamaram de ABCD das mudanças de estilo de vida, um guia para médicos e pacientes, objetivando o que devem fazer para obter resultados promissores na prevenção.

Os autores definiram, dessa forma, o ABCD para as mudanças de estilo de vida.

A – **Acessar** com os pacientes a sua qualidade de vida. Esse primeiro passo será fundamental, pois assim serão identificadas as alterações que merecerão mudanças.

Pacientes deverão responder a algumas perguntas feitas pelo médico:

- Você está consciente dos efeitos de sua dieta e da inatividade física sobre a sua saúde?
- Você acredita que necessita fazer mudanças, considerando esses dois aspectos?

- Em uma escala de 1 a 10, que nota, identificando a importância, você daria para mudanças de atividade física e dieta?
- Quanto você acha, novamente usando essa escala, ser capaz de promover essas mudanças?

B – Barreiras – devem ser definidas as razões pelas quais os pacientes experimentaram algum grau de dificuldade para fazer as mudanças necessárias.

C – Comprometimento do paciente e de seu médico para com as metas definidas e a serem alcançadas.

- Quais atitudes você tomaria para vencer essas barreiras e mudar seu estilo de vida?
- Você se acha suficientemente capaz de se comprometer com elas?

D – Demonstração dos benefícios a serem conseguidos com as intervenções propostas.

Controlar a pressão arterial representa reduzir em 40% a ocorrência de derrame cerebral.

Finalmente, duas perguntas deverão também ser respondidas:

- O que você pode sugerir ao seu médico para, em conjunto, monitorarem o seu progresso no que diz respeito às mudanças de vida necessárias para um estilo mais saudável?
- Posso considerar métodos de acompanhamento, como aplicativos, celulares ou outras formas de comunicação?

Mudar o estilo de vida e controlar fatores de risco para doenças cardiovasculares é a melhor forma de melhorar a saúde, mas, ao mesmo tempo, é um desafio a ser vencido por médicos e pacientes.

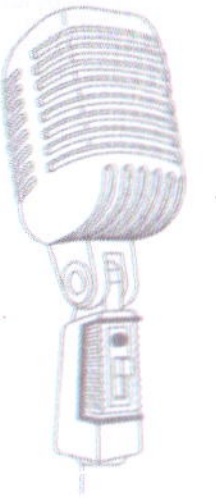

Doenças cardiovasculares no inverno

Apesar de não termos em nossa região, particularmente em Ribeirão Preto, temperaturas marcadamente muito baixas, temos que considerar que essa estação climática propicia o aparecimento de doenças típicas.

Infecções respiratórias, como gripe, bronquites, amigdalites e mesmo formas mais graves de manifestação, como pneumonias, são mais frequentemente encontradas nessa época do ano.

O organismo tem uma espécie de sobrecarga no sistema cardiovascular durante o inverno, particularmente com temperaturas abaixo de 14 °C. Os mecanismos envolvidos na maior ocorrência das doenças cardiocirculatórias são maior frequência das infecções respiratórias, contração dos vasos sanguíneos, com aumento da pressão arterial e dos batimentos do coração, além da maior produção de substâncias, pelo fígado, que favorecem a formação de coágulos.

A infecção respiratória, em quem tem doença das artérias coronárias – as que alimentam o funcionamento do músculo cardíaco –, promove mais chance de se ter ruptura de uma placa de gordura e, com isso, obstruir uma dessas artérias, causando infarto.

O consumo de cigarros é grave fator de risco em qualquer uma das estações do ano, mas pode ter papel ainda mais perverso no inverno, pois agrava todos os fatores exacerbados nesse período.

Segundo a Associação Americana de Cardiologia, o inverno pode aumentar de 20% a 25% a incidência de doenças cardiovasculares. Os riscos crescem, em especial, em pessoas que já apresentam alguma predisposição e naquelas que padecem de problemas do coração.

Estudo realizado pelo Instituto do Coração da Universidade de São Paulo (InCor/USP) indicou que na cidade de São Paulo pode haver aumento de 30% na ocorrência de infarto no inverno. Também há maior ocorrência de derrame cerebral nessa estação do ano, por razões similares às que levam ao infarto do coração.

A prevenção possível para essas doenças deve passar obrigatoriamente por manter-se bem protegido do frio, sobretudo em ambientes externos, manter uma boa hidratação, estar protegido – particularmente os idosos – contra infecções respiratórias, fazendo uso de vacinação contra gripe e mantendo-se com estrito controle médico em relação aos fatores de risco para doenças cardiocirculatórias.

Não se trata de um risco não possível de ser controlado, mas no inverno – como em todas as estações do ano – cuide-se para manter-se bem, com hábitos saudáveis e muito boa qualidade de vida.

Otimismo e as doenças cardiovasculares

A ocorrência das doenças cardiovasculares e, por consequência, a mortalidade causada por elas estão em declínio. Embora os fatores de risco para o desenvolvimento das doenças da circulação estejam estáveis, alguns, como o tabagismo, em processo continuado de diminuição, felizmente se observam quedas na ocorrência e na mortalidade por infarto e derrames, por exemplo.

Exceto em 11 estados, todos das regiões Norte e Nordeste do país, as taxas de mortalidade cardiovascular decresceram, segundo dados da Sociedade Brasileira de Cardiologia.

Contudo, vale a pena também, segundo essa visão, que é para ser comemorada, mostrarmos como o controle de cada um dos principais fatores de risco para o desenvolvimento das doenças cardiovasculares pode contribuir para a redução dos agravos determinados por essas doenças, incluindo a mortalidade por decorrência delas.

Reduzir o LDL colesterol – o chamado colesterol ruim – em 30% determinará diminuição em igual porcentagem de infartos e derrame cerebral.

O **controle do diabetes** reduzirá igualmente complicações e mortalidade por doenças circulatórias. Estudo publicado recentemente veio corroborar essa informação anteriormente conhecida.

O **controle da pressão arterial** reduzirá em 40% a ocorrência de derrame e 25% de infarto, diminuindo a mortalidade em decorrência das doenças cardiocirculatórias em aproximadamente 20%.

A **abolição do tabagismo** é certamente a intervenção mais benéfica, mesmo porque é o fator de maior impacto, chegando, dependendo do nível de consumo de tabaco, a aumentar a chance de infarto em 400%.

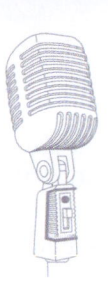

Entre as pessoas que fazem **atividades físicas** e aquelas sedentárias, observam-se diferença de incidências de diabetes e hipertensão, melhora no controle do colesterol e perda de peso a favor dos fisicamente ativos. Todos esses benefícios auxiliam na prevenção e no controle de doenças, sendo importantes para a redução da mortalidade associada a elas. A pessoa que deixa de ser sedentária pode diminuir o risco de morte por doenças do coração em até 40%.

Boa qualidade de vida com controle apropriado dos fatores de risco deverá ser a meta a ser almejada e conseguida por todas as pessoas, de ambos os gêneros e de todas as idades.

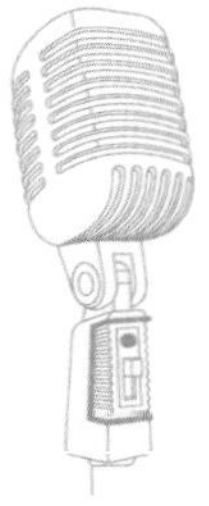

Benefícios da interrupção do tabagismo

O uso do tabaco pelos graves problemas que causa à saúde em geral tem sido constantemente motivo de investigações e comentários na imprensa médica especializada e mesmo nos meios leigos de comunicação.

Basta lembrarmos que o consumo do fumo por qualquer uma das formas diminui a oxigenação do coração e a tolerância aos exercícios físicos, reduz as taxas do colesterol bom/protetor, aumenta a pressão arterial, e é importante causa de câncer e de doenças cardiocirculatórias em geral.

Felizmente, temos observado em todo o mundo, e no Brasil igualmente, redução da prevalência de tabagismo. De 2006 para 2016, por exemplo, no nosso país, a taxa de indivíduos que se declararam tabagistas em pesquisa do Ministério da Saúde passou de quase 16% para pouco mais de 11%.

Esses dados são frutos, entre outras ações, de programas de divulgação dos malefícios do consumo de tabaco, incluindo inserções nos próprios maços de cigarro e na imprensa em geral. Vale a pena destacarmos os benefícios da abolição do vício do consumo de cigarros e afins.

Alguns benefícios em curto e longo prazos podem ser considerados, como diminuição da frequência cardíaca e da pressão arterial, aumento da temperatura das mãos e dos pés, além da tolerabilidade aos exercícios físicos. Após oito horas, o nível de monóxido de carbono no organismo retorna ao normal, com aumento considerável da quantidade de oxigênio no sangue.

Tempo após interrupção	Benefícios observados
8 h	Diminui CO_2 (monóxido de carbono) e aumenta o O_2 (oxigênio)
24 h	Começa a diminuir o risco de ataque cardíaco
2 semanas a 3 meses	São recobrados o paladar e o olfato
10 a 15 anos	O risco decorrente do tabagismo passa a ser similar ao de quem nunca fumou!

Benefícios ao longo do tempo com a interrupção do tabagismo.

Sempre será cedo para começar e nunca tarde para cessar!

Vinte e quatro horas depois do último consumo de cigarro, o risco de ataque cardíaco começa a diminuir. Depois de duas semanas a três meses, o paladar e o olfato começam a ser normalizados. Por fim, o mais impressionante é que entre dez e quinze anos após a interrupção do tabagismo o risco de doenças em razão do consumo de tabaco será similar ao daquele indivíduo que nunca fumou.

Assim, vale novamente afirmar que é sempre muito cedo para começar e nunca tarde para interromper o tabagismo.

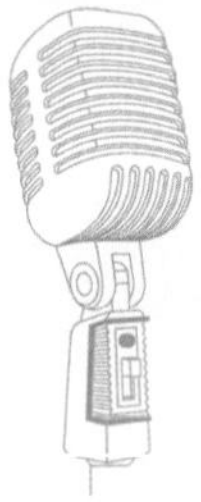

Quanto de exercício para prevenir doenças cardíacas e câncer?

Que as atividades físicas regulares são benéficas para a prevenção de doenças cardíacas e câncer já é um conhecimento bem estabelecido. A despeito dessa sólida informação, ainda está muito distante do ideal a porcentagem de pessoas suficientemente ativas.

Dados do Ministério da Saúde apontam que, embora a prática de exercícios físicos esteja aumentada no Brasil nos últimos anos, sabe-se que apenas 35% da população adulta é suficientemente ativa no seu tempo livre, um pouco mais os homens do que as mulheres. Igualmente é conhecido que atividade física é proteção contra as principais doenças não transmissíveis, como câncer, hipertensão, diabetes e obesidade.

No conjunto, podemos atribuir mais de 3 milhões de mortes por ano em todo o mundo em decorrência do sedentarismo, sendo o quarto maior fator de risco para a mortalidade global no planeta. Muitos ainda têm dúvidas sobre o quanto é o ideal de práticas de atividades físicas por dia para que maiores benefícios sejam auferidos. A OMS recomenda 150 minutos por semana no tempo livre de pessoas adultas.

Um grupo de pesquisadores australianos respondeu à pergunta: quanto seu coração necessita de atividades físicas por dia para ter os melhores benefícios? Eles partiram do conhecimento de que ao longo de um dia subir 10 minutos de escadas, fazer jardinagem por 20 minutos, correr sem exageros por 20 minutos e caminhar ou pedalar por 25 minutos são exercícios em geral bem tolerados, salvo contraindicações, e podem ser recomendados em conjunto.

Atividades físicas regulares e constantes, nesse estudo, reduziram câncer de seio em 5%, 17% de câncer de colo, 21% de diabetes, 24% de infarto e 22% de AVC.

Na prática, as principais diretrizes apontam que uma atividade regular, como andar no plano a passos pouco mais acelerados que o usual – mas não correndo –, por 40 minutos, cinco vezes por semana, é suficiente para uma boa ação preventiva.

Parece estar aí a resposta da pergunta feita pelos investigadores: quanto é necessário de atividades físicas para se obter os melhores benefícios de prevenção contra doenças?

Menopausa precoce

A menopausa não é doença, mas um período da vida da mulher que surge em média aos 53 anos. Funcionalmente, existe a cessação da secreção de hormônios do ovário, incluindo estrogênios e progesterona. Pode ser definida quando a mulher não teve nenhum período menstrual por 12 meses consecutivos, podendo cursar com sintomas como ondas de calor ou fogachos, insônia, irritabilidade, depressão, entre outros, não raramente causando muitos incômodos.

A menopausa prematura (ou falência prematura dos ovários) é considerada quando ocorre antes dos 40 anos, sendo mais rara e presente em 1% das mulheres. Os hormônios secretados antes da menopausa parecem ser um fator protetor para o aparecimento de doenças cardiovasculares, incluindo hipertensão arterial e alterações do colesterol e dos triglicérides.

Estudo realizado na Holanda observando mais de 310 mil mulheres que tiveram menopausa prematura mostrou associação dessa condição com aumento do risco de doenças cardiovasculares. Comparadas com as mulheres que tiveram a menopausa instalada após os 45 anos, as que apresentaram menopausa precoce tiveram 50% de aumento na chance de terem infarto e 23% a mais de apresentarem derrame cerebral.

O estudo que foi publicado no *Journal of the American Medical Association* demonstrou também que mulheres com menopausa entre os 50 e 54 anos tiveram risco de doença cardiovascular fatal 13% menor quando comparadas com aquelas que a apresentaram antes dos 50 anos.

Contudo, essas conclusões não devem ser consideradas alarmantes em relação ao prognóstico, porém uma razão a mais para que as mulheres, independentemente do momento de sua vida que atingiram a menopausa, recebam os cuidados necessários de seus médicos.

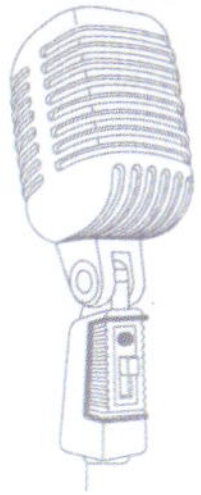

Hipertensão em crianças

Foi muito modificado o estilo de vida das crianças nos tempos atuais. Hábitos pouco saudáveis, como inatividade física, excesso alimentar e má qualidade da alimentação, têm sido responsáveis por alterações substanciais no chamado perfil metabólico de crianças e adolescentes, entendendo-se por alterações metabólicas dosagens alteradas de açúcar, colesterol e triglicérides. Isso tudo em decorrência de ganho de peso e pouca atividade física.

Caminhando em paralelo com essas alterações, está o aparecimento cada vez mais frequente de hipertensão arterial. Curiosamente, elevação da pressão arterial nessas faixas etárias pode, além dos problemas comuns à hipertensão, causar piora de habilidades como dificuldades de atenção, aprendizagem e organização racional dos fatos.

O *Jornal Americano de Pediatria* publicou pesquisa na qual os autores compararam 75 crianças e adolescentes, entre 10 e 18 anos, com hipertensão com outras em igual número com pressão arterial normal. Os autores avaliaram as funções cognitivas envolvendo capacidade de aprendizado, atenção e memorização. As diferenças não foram substanciais, mas os autores concluíram que esses dados devem servir de alerta para a melhor qualidade de vida, incluindo exercícios e boa alimentação nas crianças e adolescentes, assim como são recomendados para os adultos.

Dr. David Kershaw, diretor do Departamento de Pediatria do Children´s Hospital, em Michigan, nos Estados Unidos, afirma que esses achados fazem muito sentido e não podem ser considerados casuais.

Concluem os pesquisadores que todos os dados de aprendizado e outros aspectos cognitivos foram reduzidos nas crianças com pressão alta em comparação com as que tinham pressão normal na pesquisa.

No Brasil, a média de prevalência de crianças e adolescentes com pressão arterial alterada deve estar em torno de 3,5%, o que representa um número nada confortável, sendo um motivo para cuidados, orientações médicas e alimentares e estímulo às práticas saudáveis de vida. Afinal, não é novo o pensamento de que criança com saúde deverá ser um adulto saudável.

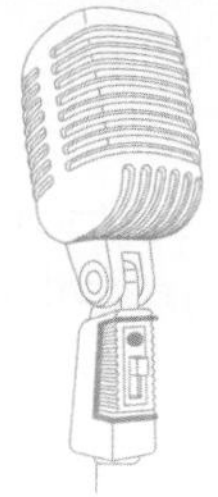

Maconha e circulação

Cerca de 5% da população mundial entre 15 e 64 anos, o que corresponde a mais de 240 milhões de pessoas, usa drogas ilícitas, segundo dados divulgados pelo Relatório Mundial sobre Drogas da ONU. Tal uso tem crescido no mundo, inclusive no Brasil.

Segundo a Pesquisa Nacional de Saúde do Escolar, em 2012, chegou a quase 10% a proporção de adolescentes que vivem nas capitais que já haviam experimentado drogas ilícitas, o que equivalia a pouco mais de 310 mil jovens. Em 2009, quando foi feita a primeira pesquisa desse tipo, o porcentual era 8,7%.

No caso das drogas lícitas, nada menos que sete em cada dez adolescentes já experimentaram alguma bebida alcoólica, proporção que teve pequena redução em relação a 2009, passando de 71,5% para 70,5%. No entanto, mais da metade informou já ter tomado pelo menos uma dose, o que equivale a, no mínimo, uma lata de cerveja, uma taça de vinho ou uma dose de cachaça ou uísque.

Consumo de drogas lícitas, porém com grande impacto sobre a saúde da população, como o tabagismo com seus malefícios já amplamente estudados e bem conhecidos, tem também grande impacto. O uso da cocaína é uma causa atualmente comum para infarto do coração em pessoas sem fatores de risco para a ocorrência dessa grave doença, especialmente em jovens.

Recentemente, um estudo em animais mostrou o impacto sobre o sistema circulatório do emprego da maconha um minuto após a sua administração. Nesse estudo, publicado na revista da Associação Americana de Cardiologia, os investigadores observaram que as artérias somente se recuperaram das alterações observadas quase uma hora e meia após, enquanto a exposição ao tabaco leva em torno de 30 minutos para a plena volta ao padrão inicial.

O emprego de maconha experimentalmente em ratos de laboratório determinou uma importante redução do fluxo de sangue em artérias de grande importância, informam os autores dessa pesquisa. Os pesquisadores concluíram que, ainda que embora os dados tenham sido obtidos em animais de experimentação, muito provavelmente podem ser transpostos para o organismo humano.

O uso de drogas lícitas e ilícitas é seguramente nocivo à saúde do homem.

Nada mais sensato do que as evitar.

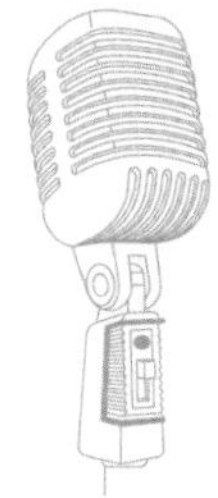

Efeito sanfona e doenças cardiovasculares

Obesidade é uma doença comum no planeta. No Brasil, pouco mais da metade da população tem algum grau de excesso de peso corporal, enquanto 17% têm obesidade, segundo dados de 2013 do Ministério da Saúde, que não deve ter diminuído nos dias atuais. Contudo, é menos que nossos vizinhos Chile, Argentina, Uruguai e Paraguai, com médias variando de 20% a 25%.

A medicina tem se preocupado com a epidemia de obesidade no mundo, buscando tratamentos medicamentosos que, em geral, não são isentos de efeitos adversos graves, limitando o seu emprego sistemático. As intervenções dietéticas são de difícil instituição e manutenção, exigindo mudanças de hábitos já arraigados e alterações comportamentais que fazem parte da vida dos obesos.

Nos Estados Unidos, um estudo realizado em 2005 comparou o efeito da perda de peso, em igual período, de quatro conhecidos e diferentes tipos de dieta: Atkins, Zone, Vigilantes do Peso e Ornish. A perda de peso para cada uma delas não foi substancialmente diferente, mas após 12 meses, entre 35% e 50% das pessoas já haviam abandonado os programas alimentares característicos de cada uma delas.

Em congresso da Sociedade Americana de Cardiologia, realizado em Nova Orleans, foi apresentado um trabalho sobre os efeitos cardiovasculares do tão conhecido e frequente "efeito sanfona", caracterizado pela perda e, em sequência, novo ganho de peso. Nesse estudo, ficou demonstrado que perder 4,5 kg e depois recobrar esse mesmo peso pode ser muito ruim para o coração.

Seguidas por 11 anos, mais de 150 mil mulheres, com peso normal, sobrepeso ou obesidade, foram observadas para a ocorrência de morte súbita ou por infarto. Mulheres que tinham peso normal e perderam 4,5 kg, tendo o recuperado a seguir, tiveram três vezes e meia mais chance de morte súbita e 66% a mais de infarto do que as que mantiveram peso constante. Mas, curiosamente, não houve esse mesmo achado naquelas com sobrepeso e obesidade. Os autores afirmam que as flutuações de peso levam a variações dos níveis de açúcar, colesterol e insulina no sangue, além de flutuações da pressão arterial e da frequência cardíaca.

Embora o estudo apresentado seja passível de críticas metodológicas, permanecem intrigantes perguntas a serem respondidas:

- Isso ocorre também com os homens?
- Essas consequências da perda e ganho cíclico de peso poderão ocorrer também em mulheres com sobrepeso e obesidade?

Concluem ainda os pesquisadores que, assim como as demais mudanças de variáveis do organismo, essas flutuações com perdas e ganhos de peso parecem não ser bem toleradas. É certo por tudo que se conhece, entretanto, que não restam dúvidas de que o bom mesmo é manter o peso estável e normal.

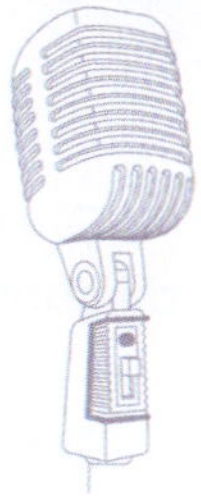

Apneia do sono e hipertensão

O organismo humano com seu funcionamento harmônico e perfeito tem características peculiares e fantásticas. Dentre tantas, uma delas é o papel do sono na preservação de algumas funções e na prevenção de doenças.

O sistema cardiovascular inicia sua ininterrupta função com o nosso nascimento só a cessando com a morte. Esse complexo mecanismo encontra no sono uma maneira de diminuir as suas atividades e, com isso, ter algum descanso. Com relação à pressão arterial, por exemplo, o ideal é que seja reduzida entre 10% e 20% durante o sono quando comparada ao período em que estamos acordados.

Algumas pessoas, entretanto, perdem essa capacidade por vários motivos. Um tipo especial de alteração do sono, que se caracteriza por despertares frequentes e alterações na respiração e tem grande importância na qualidade de vida e no aparecimento de doenças, é denominado síndrome da apneia obstrutiva do sono. Essa nomenclatura por si explica o que ocorre nos portadores dessa anormalidade.

Em geral, são indivíduos obesos que têm ronco excessivo, despertares perceptíveis e abruptos durante o período de sono, sonolência durante o dia, irritabilidade, alterações da concentração, entre outros. Essas pessoas têm também maior chance de terem hipertensão.

O diagnóstico da síndrome da apneia obstrutiva do sono deve ser feito por médico especializado nessa área e em geral confirmado diante dos sinais e sintomas referidos por meio do registro das características do sono com o exame denominado Polissonografia.

O tratamento deve também ser feito por médicos, obviamente após o diagnóstico firmado, por meio de aparelhos específicos com os quais o indivíduo passa a dormir.

Recentemente, foi mostrado que pode haver substanciais reduções dos sintomas e diminuição da pressão arterial, segundo pesquisa realizada na Cleveland Clinic, nos Estados Unidos. De acordo com dados dos autores, em torno de 40% dos pacientes avaliados por eles e que apresentavam hipertensão também tinham essas alterações do sono. Esses sintomas e essas características, se observados, necessitam de avaliação médica e, não raramente, de orientações e tratamentos.

Bom sono, boa saúde e melhor prognóstico.

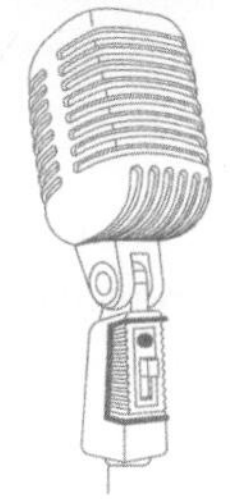

AVC aumentando em jovens

AVC é doença comum e não raramente incapacitante. Ocorre na maioria das vezes quando um coágulo obstrui uma artéria que irriga determinada parte do cérebro. A perda da função da área irrigada por essa artéria é um dos determinantes da gravidade e das sequelas determinadas pela doença.

Assim, se a região é responsável pela fala, a afasia será a consequência. Sinais muito claros definem a possível ocorrência da doença, como dificuldade de articular palavras, alterações da marcha, desvio da boca para um dos lados, perda da força muscular em algum membro e mesmo alteração ou perda da consciência. Conhecer esses sintomas e identificá-los pode fazer a grande diferença no prognóstico.

Em torno de 100 mil pessoas por ano morrem no Brasil em decorrência de derrame cerebral, sendo mais comum o AVC em fumantes, diabéticos, hipertensos, pessoas com alterações do colesterol e em alguns tipos de arritmias cardíacas.

Tratava-se de doença mais comum entre os idosos de ambos os sexos, em razão da maior prevalência desses fatores de risco que contribuem para o seu aparecimento ser mais comum nessas populações. Contudo, as características de vida, mesmo nas mais baixas faixas de idade, estão mudando e um recente estudo publicado nos Estados Unidos demonstrou aumento da ocorrência de AVC entre pessoas mais jovens. Curiosamente, nessa pesquisa, as taxas de derrame cerebral mostraram-se em redução em indivíduos com mais de 55 anos.

Os autores chamaram de geração de ouro os nascidos entre 1945 e 1954 e de geração X os que nasceram entre 1965 e 1974. Esses últimos tiveram taxa de AVC 43% maior que aqueles. O fato de ter ocorrido redução nos mais idosos foi explicado por eles terem sido submetidos a melhor controle da pressão arterial e usado medicamentos para o controle do colesterol, enquanto os mais jovens estiveram expostos a mais fatores de risco, com estilo de vida pior e alimentação inadequada, com expressivos aumentos de obesidade e diabetes.

O professor Lackland, de Nova Jersey, um dos líderes da pesquisa, recomenda que a prevenção seja feita muito precocemente, de preferência iniciada nos consultórios pediátricos, com orientações sobre fatores de risco e o impacto deles na vida futura.

Mais uma vez, a informação sábia de nossos ancestrais, prevenir é melhor do que remediar, se aplica e salva vidas.

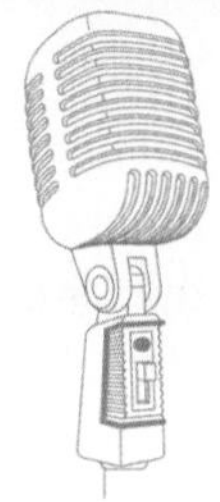

Abuso de álcool e doenças cardíacas

Excessos são quase sempre prejudiciais à saúde. Isso se aplica também aos frequentes hábitos e costumes, mesmo aqueles considerados benéficos ao organismo humano.

Contudo, um tipo em particular de costume ou vício – o consumo de bebidas alcoólicas –, por se tratar de uso de droga lícita, não raramente se torna problema grave, particularmente quando o enfoque é o sistema cardiovascular.

Do ponto de vista circulatório, o consumo de até 30 g de álcool contido nas bebidas usualmente consumidas por homens e a metade dessa quantidade por mulheres não traz grandes modificações para a pressão arterial, frequência cardíaca nem para a circulação sanguínea. Trinta gramas de álcool estão contidos em uma cerveja grande, duas latinhas, 60 ml de uísque ou 300 ml de vinho.

Longe de assumir que esse consumo possa ser recomendado, sobretudo porque alguns estudos demonstraram benefícios com o uso do vinho, podemos dizer que seria, no máximo, tolerado. Uma investigação demonstrou que o abuso de álcool pode ser similar à hipertensão arterial, ao tabagismo, à obesidade e ao diabetes – reconhecidos fatores de risco para doenças cardiovasculares.

Nesse estudo, observaram-se maiores probabilidades de ocorrência de fibrilação atrial – um tipo potencialmente grave de arritmia –, ataques cardíacos e insuficiência cardíaca relacionados ao consumo de álcool.

Foram avaliados mais de 15 milhões de moradores da Califórnia, nos Estados Unidos, dos quais 2% consumiam álcool de forma abusiva. O risco de apresentarem arritmia, ataque cardíaco ou insuficiência cardíaca foi, no mínimo, uma vez e meia maior nas pessoas com uso excessivo e regular de álcool.

Além desses agravos à saúde, tem-se que considerar também os problemas sobre o aparelho digestivo, sendo mais comuns as doenças do fígado – como a muito grave ocorrência de cirrose hepática –, gastrites e cânceres de esôfago e estômago.

Dados do Ministério da Saúde no Brasil apontam que o consumo de mais de quatro a cinco doses de bebidas destiladas em uma mesma ocasião – considerado abusivo – variou de 13% em Curitiba a 35% em algumas cidades do Nordeste.

Igualmente preocupantes foram os porcentuais de pessoas que referiram ter dirigido veículos após alto consumo de álcool. Entre os homens, essa porcentagem alcançou quase 7% e nas mulheres, embora tendo sido menor, foi também significante.

As conclusões com relação ao consumo de álcool para a saúde podem ser consideradas de forma que mesmo as quantidades toleradas, mas nunca recomendadas, trazem graves consequências do ponto de vista legal, e essas doses que não causariam problemas circulatórios concorrem para graves e justas punições quando o motorista dirige após as terem ingerido.

Seguro mesmo é, pois, não beber, já que não há estudos conclusivos nem convincentes de que os abstêmios tenham maior risco para doenças.

Zika vírus e doenças cardíacas

Descoberto na floresta de Zika, na Uganda, o vírus que causa a doença identificada por seu próprio nome apareceu recentemente no Brasil.

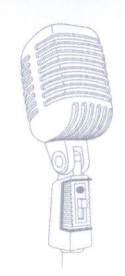

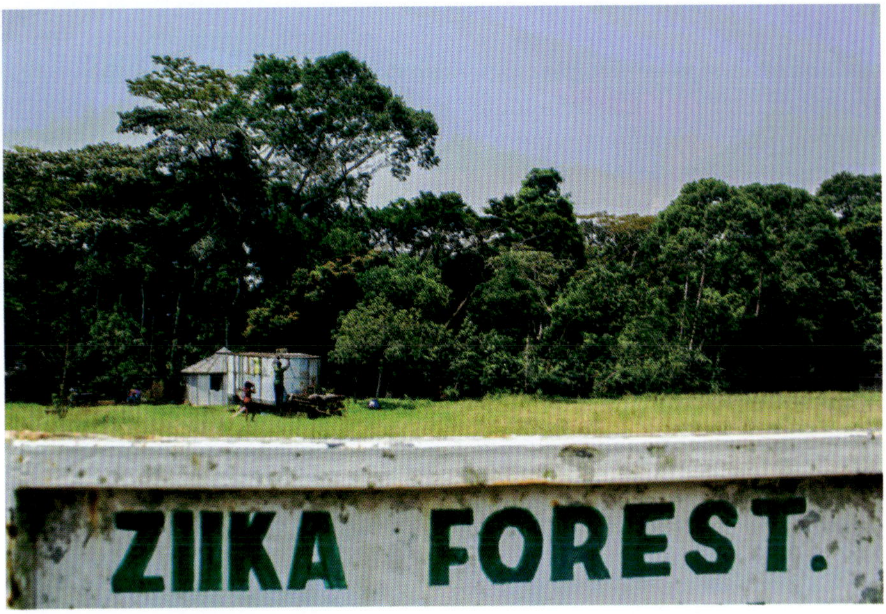

Floresta de Zika em Uganda, onde foi descoberto o vírus da doença que leva o nome do local.

Duas consequências bem documentadas por estudos brasileiros da doença tornaram-na um agravo, com razão, muito temido: má formação em fetos de mães que contraíram a doença durante a gestação – a microcefalia – e uma manifestação neurológica não menos grave e preocupante, representada por fraqueza em braços e pernas, podendo causar paralisias e afetar os músculos que controlam a respiração. A essa repercussão sobre o sistema nervoso dá-se o nome de síndrome de Guillain-Barré.

Mais recentemente, um grupo de pesquisadores do Instituto de Doenças Tropicais de Caracas identificou a presença de manifestações cardíacas em indivíduos que contraíram Zika. Nove adultos que nunca tiveram qualquer doença cardiovascular apresentaram manifestações cardiológicas duas semanas após terem tido a doença.

Eles se basearam no fato de já haver descrição dessas manifestações cardíacas em decorrência da dengue e do Chikungunya e, por isso, procuraram sinais e sintomas de doenças cardíacas nesse grupo com Zika. Encontraram algumas arritmias graves, falta de ar, cansaço e insuficiência de funcionamento do coração, caracterizada por importante déficit de bombeamento cardíaco.

Os pesquisadores alertam para mais um grave problema em decorrência dessas doenças transmissíveis e passíveis de prevenção, nesse caso em particular a Zika.

Dessa forma, medidas devem ser adotadas, impedindo a proliferação do agente transmissor comum a todas essas viroses, o *Aedes aegypti*, principalmente pelo controle dos criadouros, como já amplamente difundido por orientações e ações do Ministério da Saúde.

Igualmente às demais doenças, para dengue, Zika e Chikungunya, a prevenção é a melhor forma de cuidados.

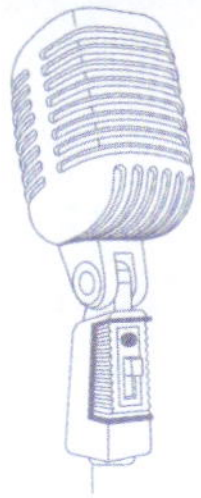

Cinco fatores de risco para infarto do miocárdio

Infarto do coração ou infarto do miocárdio é responsável por aproximadamente 150 mil mortes por ano no Brasil, o que equivale a dizer que a cada cinco minutos morre uma pessoa por essa causa.

Fatores de risco são circunstâncias que, quando presentes, facilitam a ocorrência de um evento. De um total de 11 fatores de risco que determinam maior probabilidade de infarto do coração, apenas três deles não são passíveis de mudanças: hereditariedade, idade e gênero. Entretanto, cinco desses fatores modificáveis têm separadamente um grande impacto e, quando associados, o risco cresce de maneira exponencial.

Por exemplo: colesterol alto e tabagismo conferem mais de três vezes a probabilidade de infarto, enquanto diabetes, hipertensão e obesidade, se isoladamente presentes, resultarão no dobro de chance para a doença.

O impacto da supressão desses fatores de risco para a ocorrência de infarto do coração pode ser medido por uma variável tecnicamente denominada risco atribuível à população e significa quanto a doença seria reduzida se o fator fosse totalmente abolido. Assim, por exemplo, se o tabagismo fosse complemente erradicado, só por isso, isoladamente, teríamos redução de 49% na ocorrência de infarto.

Contudo, o mais impactante é quando esses fatores estão presentes em associação em uma mesma pessoa. Se tabagismo e colesterol alto triplicam a chance de infarto isoladamente e o diabetes e a obesidade duplicam-na, a associação dos quatro pode chegar a aumentar em 40 vezes a ocorrência de infarto agudo do miocárdio.

Um estudo realizado em 56 países, incluindo o Brasil, concluiu que esses fatores de risco são importantes na determinação do infarto e mais relevantes quanto mais jovens as pessoas, de ambos os sexos. Tabagismo e colesterol são responsáveis em associação pela ocorrência de dois terços dos infartos que ocorrem no mundo.

Por fim, esse mesmo e emblemático estudo – denominado Interheart – concluiu que a implementação de estratégias preventivas baseadas nesses conhecimentos pode prevenir a maioria dos infartos que ocorrem em todo o mundo.

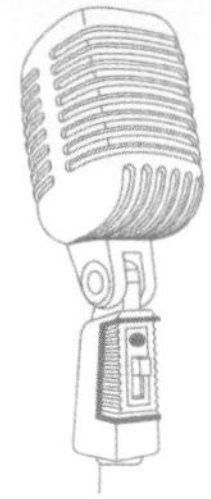

Cinco testes para prever doença cardiovascular

A causa líder de mortalidade no planeta é representada pelas doenças cardiovasculares e o conhecimento que outrora era difundido de forma lenta hoje é celeremente alcançado em todas as áreas da medicina, com a cardiologia sem ser exceção.

Muito recentemente, a divulgação de uma informação publicada na mais respeitada revista do mundo sobre doenças do coração, denominada *Circulation*, indica-nos que a utilização de cinco testes disponíveis em todo o mundo, juntos, pode oferecer consistentes informações sobre o risco de uma pessoa desenvolver doenças cardíacas. São eles: eletrocardiograma, tomografia computadorizada e três exames de sangue. Nesse estudo, essa estratégia foi melhor do que as clássicas avaliações da pressão arterial, colesterol e dosagem de açúcar no sangue e a identificação dos tabagistas.

Dr. James de Lemos, do Medical Center de Dallas, no Texas, aponta novos testes para identificação do risco de doenças cardíacas, sendo eles: eletrocardiograma, o chamado escore de cálcio avaliado pela tomografia das coronárias somado às dosagens de um hormônio identificado como NT-proBNP, da proteína C reativa ultrassensível e da troponina T de alta sensibilidade.

Complicado? Não. Dispensaremos por isso a tradicional avaliação dos fatores de risco já consagrados? Igualmente, não.

Os autores desse estudo afirmaram que o objetivo foi apenas acrescentar valores na avaliação de pessoas assintomáticas para definir com mais precisão quem estava mais suscetível a um ataque cardíaco ou a um derrame cerebral, utilizando novos conhecimentos e tecnologias que nos apontam visões diferentes sobre as características do sistema cardiovascular.

Para se ter uma ideia do impacto dessa nova proposta de avaliação de risco cardiovascular, dando a cada um desses exames um ponto, naqueles indivíduos com os cinco exames anormais e, portanto, um escore de cinco pontos, houve um risco 20 vezes maior de desenvolvimento de complicações cardíacas nos próximos dez anos.

Os autores enfatizam, entretanto, que esses testes não são para todas as pessoas, apesar dos benefícios encontrados com suas realizações. Destacam também que somente deverão ser feitos com estrita avaliação médica por profissionais com expertise sobre doenças cardíacas e suas prevenções e, sobretudo, com capacidade para bem interpretá-los.

Assim, para terminar, volto à pergunta anteriormente feita: complicado? Não.

Necessário a todos? Também não!

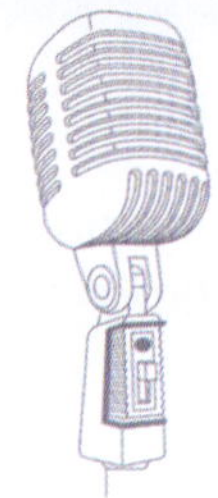

Abuso de anabolizantes e imagem do corpo em homens

Narciso, ou o Autoadmirador, na mitologia grega, era um herói do território de Téspias, Beócia, famoso por sua beleza e orgulho pelo seu corpo.

Nas últimas décadas, tem sido observado um crescente, e nem sempre saudável, empenho, sobretudo de homens, mas também de mulheres, em busca de um corpo perfeito. Essa busca não raramente é apoiada no uso de medicamentos para abreviá-la, pagando-se com isso alto custo para a saúde.

Preocupada com esse fenômeno mundial, a Sociedade Internacional de Endocrinologia publicou um conjunto de orientações científicas quanto aos usos e abusos de substâncias frequentemente empregadas para que essa meta seja mais brevemente alcançada. Ao conjunto dessas orientações chamou de abuso do uso de anabolizantes e imagem do corpo em homens. Esse documento define um claro aumento de uma das muitas consequências graves do emprego dessas drogas, a chamada "dismorfia muscular" – uma forma de autoavaliação equivocada da imagem corporal.

Nessa publicação, foi observado, nos Estados Unidos, entre homens de 10 a 24 anos, com o perfil de cultura ao corpo físico, que quase a metade já havia usado esteroides androgênicos-anabolizantes.

A despeito do consagrado, recomendado e muito bem documentado papel do exercício físico para a saúde cardiovascular, a sua prática abusiva, em geral, como todos os demais excessos, pode ser danosa.

O uso dessas substâncias, refere essa publicação, contribui para aumento substancial de infarto, derrame cerebral e arritmias não raramente fatais.

A morte súbita é também uma manifestação do uso desses esteroides androgênicos-anabolizantes.

O mais alarmante de todas essas constatações é que essas graves complicações incidem em faixas de idades nas quais jamais se pensaria que pudessem ocorrer.

Benefícios da atividade física em obesos

Obesidade e inatividade física são dois fatores que contribuem para maior chance de doenças cardiovasculares.

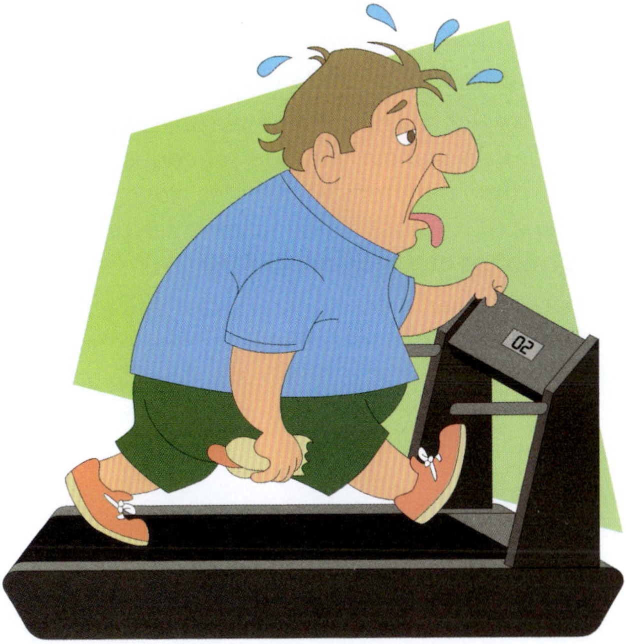

Atividades físicas em obesos: os benefícios são para todos.

Algum grau de excesso de peso – quer sobrepeso, quer obesidade – está presente em mais da metade da população brasileira, tendo sido verificado um aumento de 23% nos últimos nove anos.

Inatividade física absoluta está presente em mais de 15% das pessoas adultas no Brasil, sendo 52% insuficientemente ativos. Na população em geral, a atividade física é capaz de prevenir eventos cardiovasculares, mas nos obesos isso se faz de forma mais intensa, concluiu um estudo realizado na Europa.

O estudo foi conduzido em mais de 5 mil pessoas com idades de 55 anos ou mais, incluindo indivíduos de até 97 anos, seguidas por 15 anos. As pessoas obesas que praticaram atividades físicas, nesse estudo observacional, tiveram mais baixas incidências de doenças circulatórias. Foram observadas porcentagens de infarto e derrame cerebral nos dois grupos: os que fizeram atividades físicas *versus* os que ficaram inativos fisicamente.

Durante esses anos de seguimento, 16% dos participantes tiveram infarto ou AVC, muito menos nos ativos que nos inativos. Os pesquisadores avaliaram que nos obesos sem prática regular de atividades físicas houve aumento de aproximadamente 35% no desenvolvimento de doenças cardiovasculares.

Dra. Dhana, da Universidade de Roterdã, na Holanda, uma das autoras, concluiu que "pessoas com sobrepeso ou obesidade que se engajaram em programas de bons níveis de atividades físicas estiveram mais protegidas dos efeitos nocivos para a saúde cardiovascular da obesidade".

De todo modo, a epidemia de sobrepeso e obesidade que assola as mais diversas populações do planeta tem que ser contida. Fator de risco para doenças crônicas, como hipertensão, diabetes, doenças cardiovasculares e câncer, a obesidade é crescente e base significativa para os quase dois terços de doenças crônicas que ocorrem no Brasil.

Relembro, para concluir, a frase muitas vezes dita e repetida pelos nossos avós: "Come que o que não mata engorda". Faço sobre ela uma reflexão: se isso é verdade, mais verdadeiro ainda é dizer que "o que engorda mata".

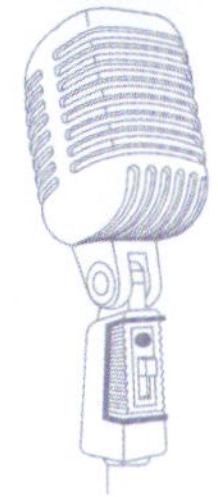

Depressão pós-infarto

Depressão e doenças cardíacas são duas condições muito frequentes. Recentemente, foi documentado que após um infarto do coração quadros depressivos são comuns e estão relacionados a maior chance de morte na primeira década que se segue ao evento.

Um estudo apresentado na sessão de 2017 do Colégio Americano de Cardiologia demonstrou que as pessoas que tiveram depressão após infarto apresentaram duas vezes mais chance de morte quando comparadas com aquelas cujo infarto não se seguiu a esse estado comportamental.

Heide May, do Instituto de Salt Lake City, afirmou que "depressão que surge após um ataque cardíaco, como o infarto do miocárdio, não deve parecer um fato comum, mas merecer avaliação e tratamento especializados". Além disso, esses pacientes deverão ser seguidos continuamente, pois é evidente a maior chance de morte nos dez anos que se seguem.

Já se sabia da ocorrência de quadros depressivos nos primeiros dias após um ataque cardíaco, mas agora, com esse trabalho, demonstrou-se que o fato pode ocorrer durante muito tempo após, uma década no estudo, com prognóstico muito pior. Tal fato foi observado em mais de 25 mil pessoas avaliadas por dez anos, das quais 15% tiveram o diagnóstico de depressão.

Dos mais de 3.500 pacientes avaliados com diagnóstico de depressão pós-infarto, metade morreu no período de dez anos de estudo, enquanto a mortalidade naqueles não deprimidos ocorreu em 38%. Os determinantes para a ocorrência de depressão após um ataque do coração, além da própria doença que cria instabilidade emocional de temor com relação ao futuro, foram, nesse estudo: redução da atividade física, dieta inadequada, aumento do tabagismo e do uso de bebidas alcoólicas e baixa observância aos tratamentos e orientações médicas prescritas.

É claro que esses fatores de risco são, por si só, determinantes de maiores probabilidades de complicações cardiocirculatórias e mortalidade. As orientações em decorrência dessas novas conclusões desaguam, novamente, no controle dos fatores de risco para doenças cardiovasculares e em hábitos de vida saudáveis.

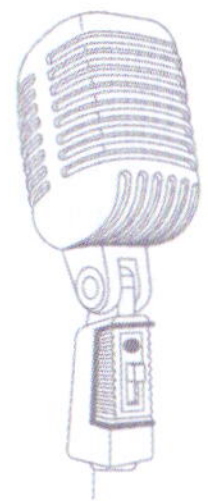

Robô assistente social

Assistente social é o profissional licenciado que pode atuar com questões sociais públicas ou privadas e nas organizações não governamentais. A profissão de assistente social pode contribuir muito para mudar os rumos das políticas de um país, desempenhando papel relevante na assistência à saude, entre tantos outros papéis que pode exercer.

A profissão foi regulamentada em 27 de agosto de 1957, estando, pois, com 50 anos de existência oficializada.

Esse profissional seguramente deve ter uma sensibilidade ímpar e ser provido, além de conhecimentos específicos para o exercício da profissão, de sentimento e sensibilidade humanas peculiares.

Mas por que nesses comentários sobre saúde cardiovascular esse assunto? Porque o papel do assistente social na condução dos programas de tratamento e seguimento dos pacientes cardiopatas é fundamental, sobretudo naqueles que sofreram doenças que deixaram sequelas limitantes, como AVC e infarto do coração.

A professora de Ciências da Computação da Universidade da Califórnia, Daja Mataric, desenvolveu um robô que ela chamou de "máquina inteligente", capaz de interagir com pacientes em convalescência e em processo de reabilitação de doenças graves. A essa obra de engenharia ela deu o nome de "robô assistente social", em um editorial publicado na revista da Associação Americana de Medicina, de 7 de junho de 2017.

A sua proposta é que esse robô possa ser usado, no laboratório de Interação dessa universidade, para reabilitação de pacientes que sofreram derrame cerebral, em seguimento de comportamentos autistas, pessoas que tiveram graves lesões cerebrais, entre outras.

Ela afirma que essas máquinas poderão oferecer o suporte psicológico de que esses indivíduos necessitam, principalmente para que realizem as atividades prescritas por seus médicos. Dra. Mataric conta nessa mesma publicação que esse robô deverá estar disponível para comercialização em 2019.

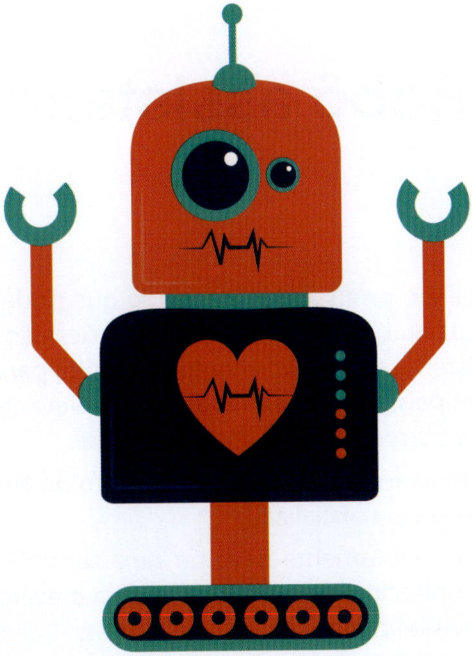

Robô assistente social: realidade ou ficção?

Sem refutar o inevitável e crescente papel da tecnologia na medicina em geral, assim como em outras áreas das atividades humanas, eu, particularmente, vou reconhecer esse "robô assistente social" no dia que ele for capaz de compreender os sentimentos das pessoas e a elas dar respostas inteligentes, lógicas e sensíveis, ou seja, no dia em que ele puder sorrir perante uma boa notícia dada por um paciente ou chorar – de alegria ou de tristeza – com um fato que mereça essa sentimental resposta.

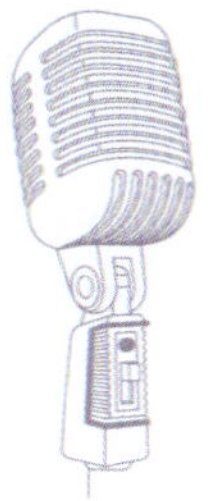

Uso de metanfetaminas e doenças cardíacas

A metanfetamina é uma droga muito potente e altamente viciante, cujos efeitos se manifestam no sistema nervoso. Tem-se popularizado como droga de abuso devido aos seus efeitos agradáveis e intensos, como euforia, aumento do estado de alerta, da autoestima, do apetite sexual, da percepção mais aguçada das sensações e pela intensificação de emoções.

Por diminuir o apetite, já foi mais usada, mas ainda continua sendo, como anorexígeno – para reduzir a fome. Além disso, reduz também a fadiga e a necessidade de dormir. Embora tenha aplicação em algumas raras doenças, como transtorno do déficit de atenção em crianças hiperativas, seu uso é muito restrito e, como redutor do apetite, proibido.

Nos Estados Unidos, 30 pacientes que usavam abusivamente essa droga foram seguidos para serem avaliados os efeitos deletérios sobre o coração e se a sua suspensão poderia resultar em melhora das funções cardíacas alteradas.

Nesses indivíduos foram encontradas alterações da força de bombeamento do coração, uma função nobre desse órgão, e mais de 80% deles tinham muitos sintomas, inclusive limitanto as suas atividades no trabalho. Foram consistentemente tratados, incluindo medidas de apoio terapêutico.

Os sintomas e a função cardíaca foram significantemente melhorados após a descontinuação do uso das metanfetaminas, tendo redução expressiva de AVC, internações hospitalares, hospitalizações e mesmo mortalidade.

Nesse estudo, essas ocorrências foram reduzidas em 57% naqueles que pararam com o abuso das metanfetaminas *versus* apenas 13% nos que permaneceram em uso regular da droga.

Esses dados corroboram um princípio da medicina e da vida em geral, estabelecendo que aquilo que não faz bem não deve ser usado, porém, estando em uso, o ideal é interrompê-lo.

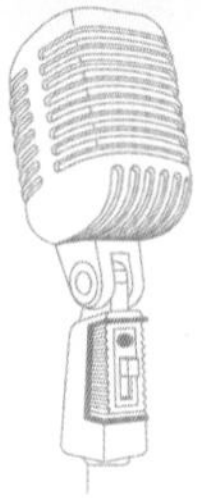

Carta de Harvard para o coração

"A prevenção é a cura de praticamente todos os males", afirmava Hipócrates, o pai da Medicina, 370 anos antes de Cristo.

Quase dois mil e quatrocentos anos após, a Harvard – a mais conhecida e reconhecida Universidade do mundo – publicou um texto a que chamou de "Carta da Harvard para o coração", na qual aponta as estratégias para a prevenção das doenças cardíacas.

Responsáveis por mais de 300 mil das mais de 1 milhão de mortes por ano no Brasil, para a prevenção das doenças do coração, o controle dos fatores que concorrem para o aparecimento delas é a melhor estratégia. Desses fatores de risco, apenas três não podem ser modificados: idade, gênero e hereditariedade.

Nessa publicação, Dr. Jason Wasfy, diretor do Massachusetts Hospital da Harvard, afirma que em torno de 70% das doenças do coração podem ser evitadas com o controle de sete desses fatores de risco. Essas orientações incluem:

- Nunca ter fumado ou ter parado de fumar há pelo menos um ano.
- Manter o açúcar no sangue com taxas menores do que 100.
- Controlar o colesterol total para que seja, pelo menos, menor do que 200.
- Idealmente manter a pressão arterial em 12 × 8.
- Manter o índice de massa (peso em quilo dividido pelo quadrado da altura em metro) entre 18,5 e 25 kg/m^2.

- Fazer, pelo menos, 150 minutos de exercício aeróbico moderado ou 75 minutos de atividade intensa por semana.
- Comer bem, fazendo uma dieta com frutas, vegetais, grãos, produtos com pouca gordura e peixes, e limitando o consumo de carnes vermelhas e açúcar.

Nessa carta ao coração, ainda se afirma que a boa qualidade de vida é seguramente uma forma muito barata, ou mesmo sem qualquer custo, para se obter uma prevenção tão grande como de 70% de redução das doenças cardíacas.

Orienta, ainda, que as pessoas procurem controlar o desnecessário estresse emocional e estejam em dia com a vacinação contra gripe e pneumonia, já que essas infecções comuns podem fazer surgir doenças do coração.

Por fim, pessoalmente, recomendo que conheçam seu estado de saúde, identifiquem seus fatores de risco, discutam com o seu médico a melhor forma de conseguir atender a essas sete recomendações com mudanças no seu estilo de vida e com os medicamentos hoje disponíveis. Talvez fosse melhor preocuparem-se menos com os planos de saúde e mais com planos para a sua saúde.

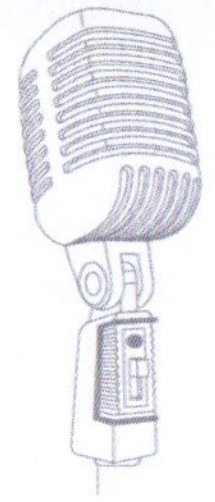

A polêmica (?) sobre o colesterol

Há seis décadas, foi estabelecida uma correlação direta entre os níveis de colesterol no sangue e a ocorrência de doenças cardiovasculares. Ao longo do tempo, e desde então, conhecimentos foram sendo incorporados à prática médica nessa área.

Aproximadamente uma dezena de estudos demonstrou com precisão científica que o caminho inverso – a redução do colesterol – associa-se a importantes diminuições da ocorrência de infarto do coração e derrame cerebral, além de outros benefícios.

Um conhecimento também definitivo é que do colesterol total do sangue, em torno de somente 20% são relacionados à alimentação. Assim, os 80% restantes são fruto da nossa própria produção, realizada no fígado, curiosamente durante a madrugada.

Com o advento de medicamentos capazes de reduzir o colesterol – as conhecidas estatinas –, pode-se modular a produção do colesterol, fazendo com que a sua taxa no sangue seja levada a valores que foram comprovadamente relacionados a menores riscos de doenças da circulação. Cerca de 25% da queda na mortalidade nos últimos 20 anos, nos Estados Unidos, foi explicada pela redução do colesterol, mesmo com o aumento de obesidade e diabetes.

Incompreensivelmente, têm sido veiculadas nas redes sociais informações falaciosas e sem qualquer rigor científico afirmando que a redução do colesterol não é benéfica e, mais ainda, que a sua correlação com a chance de risco expressivamente maior não é real. Isso é feito com veemência e falsa argumentação que, entretanto, pode convencer incautos e pessoas que inocentemente se convencem do mal bem apresentado.

Na Dinamarca, as pessoas estão abandonando o tratamento com estatinas em razão de influência deletéria semelhante a que começa a ocorrer no Brasil, e a mortalidade cardiovascular está em franco aumento.

Muitos dos nossos pacientes estão nos questionando sobre o valor de usar medicamentos para a redução do colesterol. Quantos, no entanto, não estão interrompendo seus tratamentos, com elevação substancial do risco, baseados nessas criminosas informações?

A Sociedade Brasileira de Cardiologia já se manifestou com veemente alerta contra essas falsas informações veiculadas por pessoas que buscam na mídia um espaço que não teriam por méritos próprios.

Como esses comentários são para conhecimentos úteis para a prevenção e manutenção da saúde cardiovascular, esse alerta é necessário pelo mal que essas falsas informações causam e, sem qualquer intenção, por valorizar quem razão não tem.

Albert Einstein já havia dito: "Toda nossa ciência é a coisa mais preciosa que temos". Contestar as evidências científicas é buscar lógica onde ela não está.

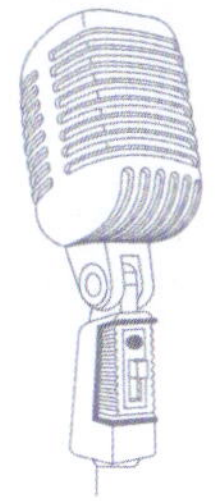

Quantos passos preciso dar por dia?

Que a atividade física é benéfica não restam dúvidas. Dentre os documentados benefícios, há redução da pressão arterial, aumento do bom e protetor colesterol, redução do peso corporal, diminuição da incidência de diabetes, como exemplos.

A quantidade de atividade física a ser realizada para a obtenção desses benefícios é um tema que já passou por várias considerações. Há tempos atrás, nós, os cardiologistas, recomendávamos que a atividade física fosse realizada em um tempo único. Era como dizer "agora vou fazer atividade física" e isso seria a forma ideal.

O conceito de atividade física cumulativa resultante de vários pequenos, porém constantes, momentos durante o dia é conceito considerado aceito nos dias atuais.

Um pequeno aparelho chamado pedômetro ou passômetro que, como o próprio nome indica, mede a quantidade de passos dados em um período de tempo passou, ultimamente, a ser equipamento útil para a avaliação do desempenho físico diário.

Então, uma pergunta surgiu naturalmente: quantos passos devo dar em um dia para obter os melhores benefícios para a saúde? Nos anos 2000, os japoneses definiram que 10 mil passos por dia resultaram em melhora da pressão arterial em homens com hipertensão.

Outros estudos mostraram que esse mesmo número de passos reduzia o risco de doenças da circulação, promovia bem-estar e determinava perda de peso com melhora da composição corporal.

Mas, recentemente, dois novos estudos avaliaram as quantidades ideais. O primeiro deles avaliou moradores da Bolívia Amazônica, verificando que os homens dão mais de 17 mil passos ao dia e as mulheres, próximo de 16 mil. Nessa população, a idade circulatória - um termo usado para demonstrar a saúde da circulação - era, em média, 28 anos menor que a dos americanos. Um outro estudo avaliou mais de uma centena de carteiros no Reino Unido que caminhavam o equivalente a mais de 15 mil passos por dia. Neles foram observados benefícios como redução da circunferência abdominal - um importante determinante do risco de doenças do coração, diabetes e hipertensão.

As mensagens desses estudos são que pelo menos 5 mil passos ao dia são indispensáveis para se obter uma boa saúde, especialmente se você faz outros tipos de exercício, mas 7.500 é uma meta a ser idealmente atingida. Não é preciso ficar obstinadamente em busca dos 10 mil passos diários, mas se você não caminha o equivalente a, pelo menos, 5 mil, está perdendo grandes benefícios.

Em geral, dar dois passos por segundo equivale a um metro. Assim, 10 mil passos resultarão, nesse ritmo, a cinco quilômetros percorridos. Para buscar a meta entre pelo menos 5 e até 10 mil passos ao dia, procure ampliar os seus percursos a pé, deixar o carro o mais longe possível do seu local de destino, preferir escadas ao elevador, fazendo tudo que puder sem o uso do carro. A saúde, nesse caso, começará pelos pés.

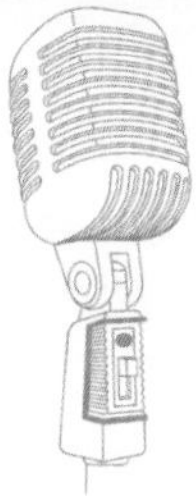

Espiritualidade e saúde cardiovascular

Por séculos, médicos e outros profissionais relacionados aos cuidados com a saúde trabalharam exclusivamente com os dados científicos e as evidências de benefícios das intervenções terapêuticas tradicionais. Essas condutas foram responsáveis por um grande avanço da medicina e pelo progresso nos tratamentos da maioria das doenças.

Nos últimos tempos, entretanto, tem havido constante preocupação com as relações com o próprio indivíduo, suas inserções familiares, na comunidade e na natureza, e o significado do sagrado em suas vidas.

Recentes estudos muito bem realizados demonstraram uma relação direta entre religiosidade e mortalidade. Neles, foram observadas menores taxas de morte em participantes dos estudos que tinham práticas religiosas frequentes.

Um editorial na revista da Associação Americana de Medicina, uma das mais prestigiadas no mundo científico, ocupou-se de discutir esse assunto em uma clara evidência de que o tema transcende, nesse momento, aspectos alternativos do tratamento das doenças para incluí-lo nas práticas médicas consolidadas.

Nesse texto, os autores consideram muitos benefícios pareados às relações transcendentais do homem com o divino ou as crenças religiosas ou espirituais que venham a ter, como redução das taxas de depressão, suicídio, diminuição do tabagismo, melhor integração social e percepções otimistas sobre a vida.

A avaliação de mais de 130 mil pessoas demonstrou que indivíduos com práticas espiritualistas, independentemente da religião, tiveram menos eventos cardiovasculares e menores taxas de mortalidade quando comparados a outros sem essas características comportamentais.

Conclui, o professor Howard Koh, da Faculdade de Medicina de Harvard, autor do editorial, que, nos últimos anos, as grandes associações médicas dos Estados Unidos estão empenhadas em chamar a atenção relacionada à espiritualidade como parte do tratamento dos pacientes, considerando a definição de saúde da OMS, sendo mais do que simplesmente a ausência de doença, mas o perfeito bem-estar físico, mental e social.

Esses conceitos transcendem esse país para ser de todo o mundo.

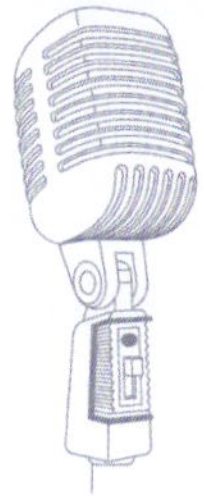

AVC em crianças

Das mais de 300 mil mortes que ocorrem no Brasil por conta das doenças cardiovasculares, aproximadamente 150 mil delas são decorrentes de derrame cerebral ou AVC.

Derrame cerebral é, na maioria das vezes, resultado da obstrução de uma das artérias que irrigam e alimentam uma região do cérebro.

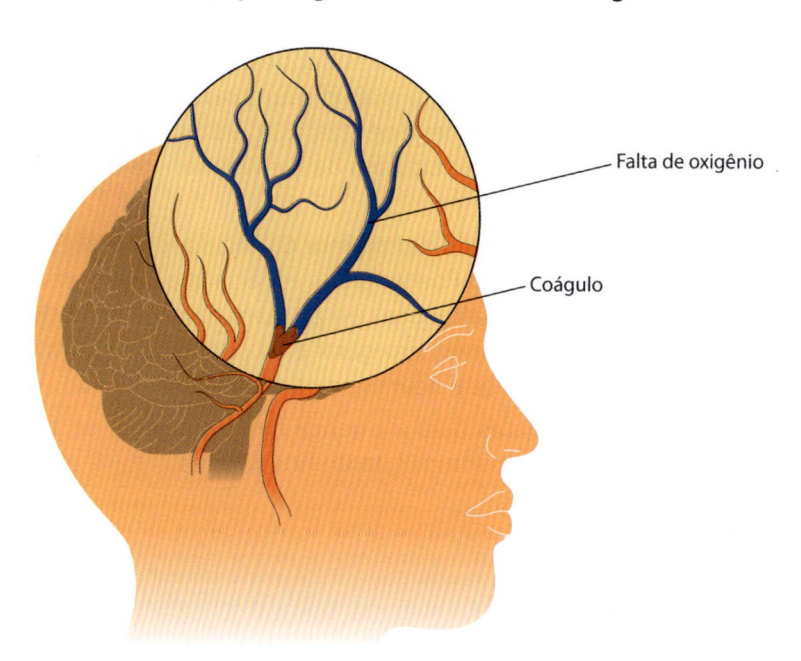

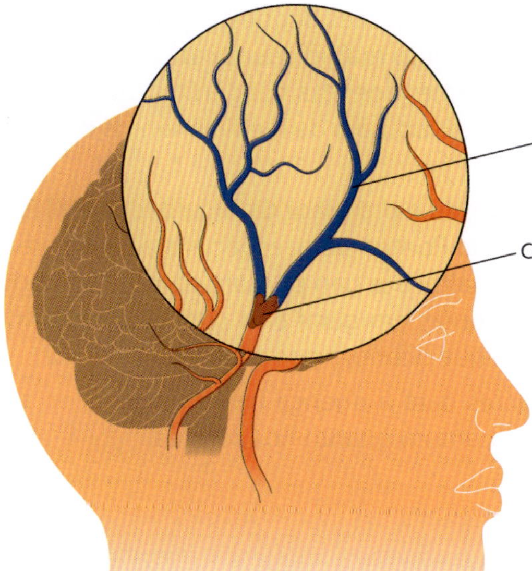

Acidente vascular cerebral, AVC ou derrame cerebral. Obstrução de artéria do cérebro, em geral por um coágulo.

Pode mais raramente ocorrer um derrame por hemorragia cerebral que, em geral, representa uma situação clínica muito mais grave.

AVC é doença com alta mortalidade e, muito frequentemente, com incapacidades definitivas ou temporárias. Em geral, são sintomas que indicam que um indivíduo está tendo um derrame cerebral: desvios da boca para um dos lados, perda de força muscular em braço ou perna, desorientação, dificuldade para articular as palavras, entre outros. Esses sintomas não devem nunca ser minimizados nem ignorados.

O atendimento rápido possibilitará tratamentos que reduzem a mortalidade e as sequelas decorrentes do AVC, particularmente naqueles resultantes de um trombo que está ocluindo a artéria.

Medidas preventivas com controle dos fatores de riscos, como tratamento do colesterol alto, da pressão arterial, abolição do tabagismo, prática regular e orientada de exercícios físicos, controle do diabetes e manutenção de peso adequado, reduzem a ocorrência da doença. Em linhas gerais, manutenção de boa qualidade de vida é mandatória.

A doença é mais comum entre pessoas depois dos 50 anos, dobrando a sua incidência a cada década acrescida à idade. Mas, a despeito de ser mais comum nos adultos, especialmente nos idosos, as crianças também podem tê-la. Nessa faixa etária, as causas são diferentes daquelas que contribuem para o derrame cerebral em adultos, sendo mais comuns catapora, um tipo especial de anemia chamada falciforme, doenças congênitas, inflamação dos vasos que irrigam o cérebro e o uso abusivo de medicamentos descongestionantes nasais.

O diagnóstico é mais difícil, segundo o professor da Faculdade de Medicina da USP de Ribeirão Preto, Otávio Pontes Neto, especialista nessa área, porque a família e os médicos normalmente não pensam na possibilidade de AVC na criança. Os sinais e sintomas em geral e as consequências, incluindo sequelas, são similares aos que ocorrem nos adultos.

Atenção de médicos e familiares para a doença nas crianças deve ser considerada, embora não seja tão comum quanto nos adultos.

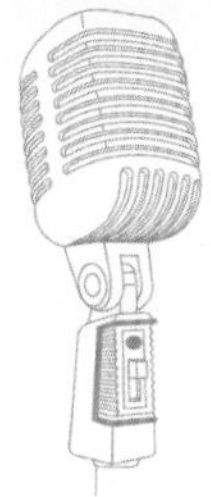

Estilo de vida e prevenção de doenças cardiovasculares

As doenças cardíacas são as principais causas de óbito no mundo. No Brasil, uma em cada três mortes é causada por doenças cardíacas, quase 900 por dia ou próximo de 40 por hora. Fatores de risco para esses males são frequentes na população, pouco conhecidos por ela e não raramente estão presentes em associação.

Em estudo que fizemos com a população de Ribeirão Preto, somente 30% reconheciam o tabagismo como determinante de doenças do coração e AVC e apenas 17% sabiam que a pressão alta é um mal que contribui para maior chance de infarto.

Quase a metade das pessoas tem pelo menos dois deles associados. À medida que se somam, vão criando um risco cada vez maior e exponencial. Mudanças de hábitos indesejáveis de vida podem ajudar a ter um coração mais saudável.

Dos chamados fatores de risco para o aparecimento das doenças do coração e da circulação, apenas três deles não são passíveis de modificação: gênero, idade e hereditariedade. Os demais, como tabagismo, colesterol alto, hipertensão, obesidade, tabagismo, inatividade física, alimentação inadequada e diabetes, podem ser modificados com tratamentos medicamentosos ou mudanças de estilo de vida.

Um estudo realizado na China, mas que pode ser aplicado às diversas populações do mundo, avaliou o impacto da adesão a um estilo de vida saudável e a ocorrência de doenças cardiovasculares. Esse trabalho examinou as associações de seis fatores de risco modificáveis para doenças cardiovasculares com infarto e derrame cerebral em mais de 460 mil pessoas, com idades entre 30 e 79 anos.

Os autores definiram como de baixo risco os indivíduos não tabagistas, que tinham reduzido consumo de álcool, boa e regular atividade física, dieta rica em verduras, frutas e pouco consumo de carnes vermelhas, além de não serem obesos. Eles foram seguidos por sete anos. Nas pessoas que tinham um padrão de comportamento fora desse definido como ideal, sem adesão a pelo menos quatro deles, ocorreram 40% a mais de infarto e 68% de AVC.

Esse estudo concluiu que a adesão a um estilo de vida saudável, representado por controle de peso, alimentação correta, atividade física regular e abolição total do tabagismo, pode reduzir substancialmente a carga de doenças cardiovasculares.

É preciso, pois, ganhar tempo de boa vida, gastando algum tempo dela com a saúde. Afinal, o filósofo grego Aristóteles disse: "A felicidade e a saúde são incompatíveis com a ociosidade".

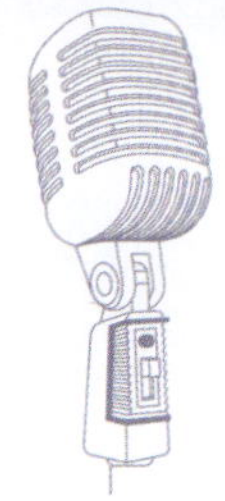

Dietas e prevenção de doenças cardiovasculares

Os benefícios cardiovasculares potenciais de vários padrões alimentares sugeridos não são ainda completamente seguidos, embora as ciências nutricionais estejam em constante evolução. Essas são conclusões de uma recente publicação nessa área específica do conhecimento.

As orientações alimentares da moda são comuns e não raramente padecem de certo grau de irracionalidade e transitoriedade. Consumo de frutas, verduras, legumes, cereais integrais, alimentos de baixas calorias decorrentes sobretudo dos carboidratos e gorduras animais, além de restrição do consumo de sal – conjunto definido pelo nome de dieta DASH –, tem demonstrado há décadas redução de eventos cardiovasculares.

Paralelamente a outras condutas relacionadas à prevenção, como exercícios físicos e controle da pressão e do colesterol, as orientações dietéticas têm grande relevância para uma boa qualidade de vida e para acrescentar anos vividos à vida.

Estudo realizado no Canadá avaliou o impacto de orientações alimentares, tendo como base a dieta DASH, em mais de 700 pessoas. Nele, uma parte recebeu a dieta e outra teve apenas as orientações para segui-la. As pessoas que receberam os alimentos adequados tiveram maiores benefícios que aquelas que foram apenas orientadas a seguir a dieta prescrita.

Houve redução modesta do peso corporal – em média, apenas 1,2 kg – em seis meses. Contudo, também foi observada redução do risco para doenças cardiovasculares naqueles que persistiram por até um ano com a dieta.

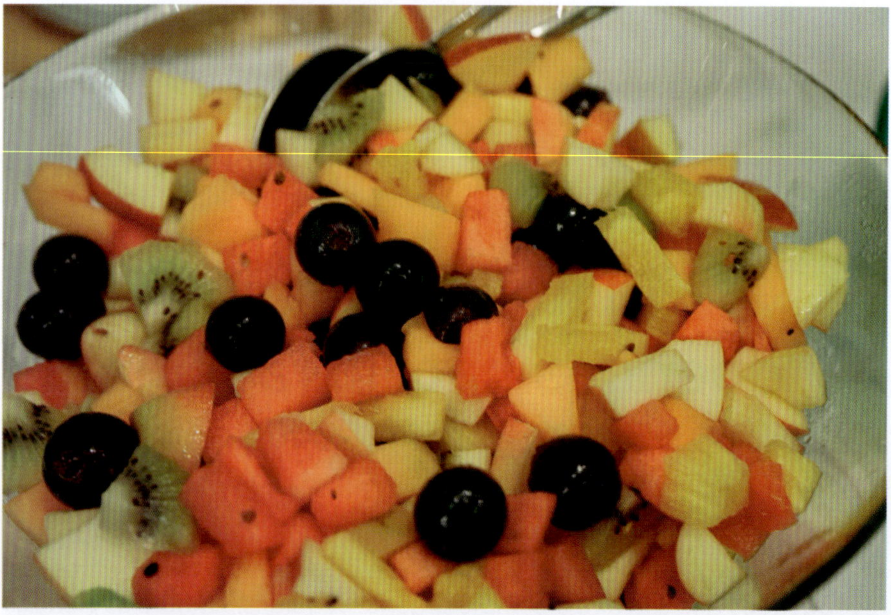

Dieta DASH (*Dietary Approaches to Stop Hypertension)* constituída basicamente de frutas, legumes, verduras, baixos teores de sal e gorduras animais e calorias.

A mensagem final de todas essas observações nos remete à conclusão de que a alimentação saudável, balanceada e persistente contribui para a redução de risco e melhor qualidade de vida. Comer bem pode ser considerado sinônimo de viver mais e melhor.

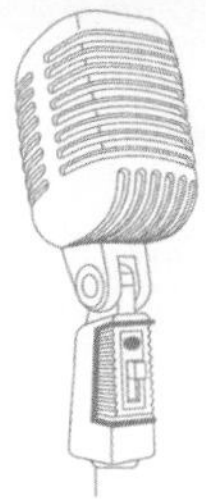

Associação de fatores de risco

Fatores de risco são condições que, quando presentes, contribuem para o aparecimento de uma ocorrência. Dois bons exemplos: dirigir em alta velocidade é fator de risco para acidente de trânsito e consumo de cigarros é fator de risco para infarto do coração.

Com relação às doenças cardiocirculatórias, vários fatores de risco exercem destacado papel, como tabagismo, obesidade, sedentarismo, hipertensão, colesterol alto e diabetes, sendo todos preveníveis com práticas saudáveis de vida.

Contudo, o mais perverso é que a concomitância deles faz crescer o risco de um infarto do coração não somente com a soma do peso de cada um isoladamente, mas de maneira exponencial, um potencializando o papel do outro.

Vejamos em números o impacto da presença de vários desses fatores em associação. Se uma determinada pessoa tem apenas a pressão arterial discretamente elevada e não tratada, ela terá, por esse fato, chance de 4% de ter um infarto em dez anos. Entretanto, se além da hipertensão leve, tem alterações do colesterol, essa probabilidade de infarto passará a 10%, ou seja, mais do que dobrará.

Nessa sequência de avaliações de fatores de risco, tornando-se diabética e consumindo regularmente cigarros, terá, novamente, o seu risco duplicado, chegando a 20%.

O aspecto bom e alentador desses conhecimentos é que todos esses fatores são passíveis de controle, reduzindo o risco imposto pela presença deles. Assim, podemos dizer que, sob esse ponto de vista, ter um infarto do coração é uma injustificável questão de escolha.

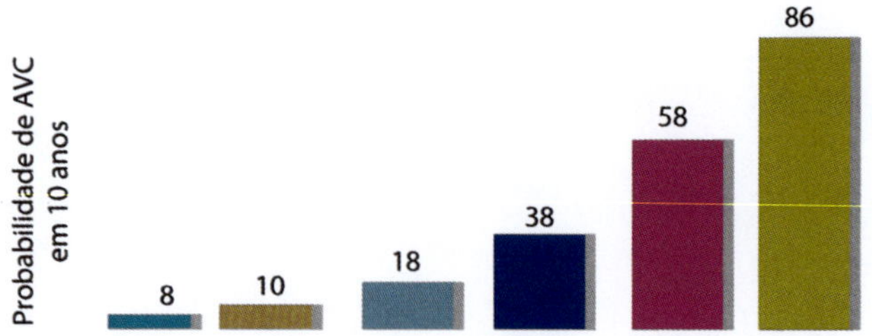

	+	+	+	+	+	+
PAS 160-170 mmHg	–	+	+	+	+	+
Diabetes	–	–	+	+	+	+
Tabagismo	–	–	–	+	+	+
HVE	–	–	–	–	+	+
FA	–	–	–	–	+	+
DCV	–	–	–	–	–	+

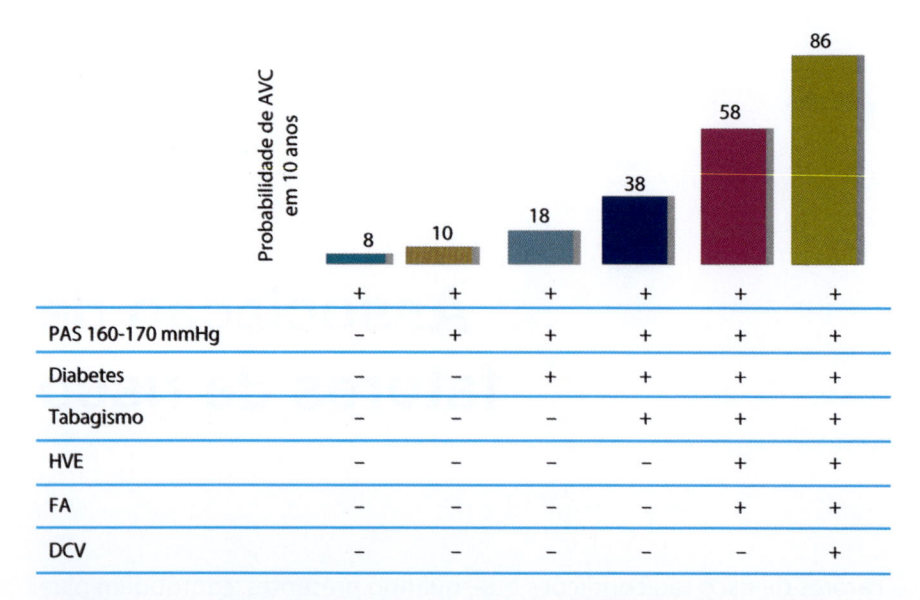

A associação de fatores de risco faz com que a probabilidade de ocorrência de um AVC aumente de forma exponencial (PAS: pressão arterial sistólica ou máxima; HVE: hipertrofia ventricular esquerda ou aumento da massa do músculo cardíaco; FA: fibrilação atrial, um tipo de arritmia cardíaca relacionado à formação de trombos; DCVs: doenças cardiovasculares, como infarto, por exemplo), segundo publicação na revista *Phys.* 1991;21:273-87.

De novo, reafirmamos que a prevenção é fundamental, de baixo custo e grande eficácia, conferindo mais e melhores anos de vida.

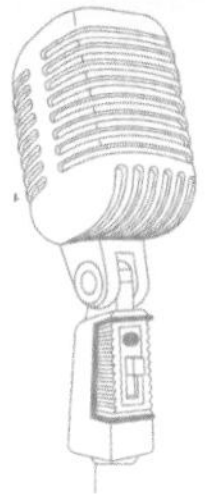

Medicações fitoterápicas na cardiologia

Fitoterápico é um medicamento de origem vegetal caracterizado por apresentar várias substâncias químicas responsáveis pelos efeitos terapêuticos e também colaterais. Estima-se que em torno de 25% dos medicamentos comercializados no Brasil são de origem herbária.

Algumas substâncias usadas na cardiologia e de uso consagrado com base em estudos clínicos rigorosos são fitorerápicos. Exemplos: o muito utilizado ácido acetilsalicílico – AAS ou aspirina (derivado da casca do salgueiro), digoxina, muito empregada na insuficiência do funcionamento do coração, que tem origem na planta *Digitalis lanata*, e reserpina, inicialmente usada para tratar hipertensão e derivada da planta *Rauwolfia serpentina*.

Entretanto, um grande número de medicamentos dessa natureza não teve ação terapêutica nem potenciais efeitos adversos adequadamente testados. Um grupo de farmacologistas da Universidade Gemeli, de Roma, apontou que medicamentos derivados de ervas podem esconder algum dano que, às vezes, excede os seus possíveis benefícios.

Esse mesmo grupo de pesquisadores indicou alguns possíveis problemas com o uso de fitoterápicos, como falta de estudos que comprovem sua eficácia e segurança, emprego não testado em grávidas e crianças, falta de antídotos e também ausência de estudos clínicos rigorosos testando seu emprego e segurança.

Foram testados os mais comumente prescritos. Ginseng asiático não demonstrou resultados definitivos em estudos bem conduzidos para controle da pressão arterial, do diabetes e do colesterol, com efeitos colaterais potencialmente graves quando usado em longo prazo, incluindo aumento da pressão arterial.

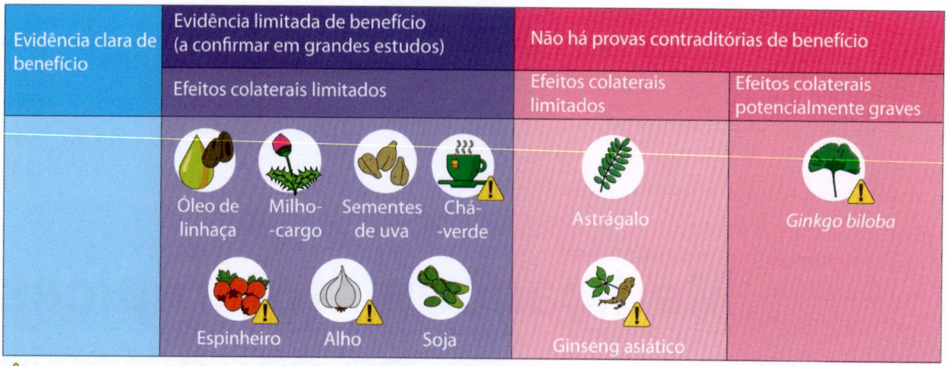

⚠ Alto risco de interações com medicamentos cardiovasculares

Efeitos terapêuticos e adversos com o uso de medicamentos fitoterápicos.

Tiveram evidências limitadas dos benefícios sobre a circulação e com efeitos colaterais também limitados: o astrágalo, para melhora do sistema imunológico, o alho e a soja, no tratamento da hipertensão, chá-verde, espinheiro, semente de uva, indicada para aterosclerose e outros problemas circulatórios, todos sem evidências de benefícios comprovados.

Documentações dos benefícios e das possíveis complicações com o uso de medicamentos fitoterápicos (Journal of the American College do Cardiology. 2017;69(9):1188-99).

Ginkgo biloba, por outro lado, supostamente benéfico para a melhora da memória e da cognição, ainda carece de comprovação científica. Os efeitos adversos dessa medicação foram descritos em alguns casos como graves, incluindo hemorragias intracranianas.

Enquanto não houver efeitos benéficos claramente definidos, não devemos nos apoiar na decantada afirmativa "mal não faz".

Na medicina, não devemos utilizar condutas inóquas apoiadas no fato de que não causam mal, ainda mais em circunstâncias nas quais há evidências robustas de outros princípios com resultados muito claramente definidos a serem empregados e efeitos bem conhecidos das limitações a esse emprego.

Não devemos, portanto, optar pelo "mal não faz" em detrimento daquilo que seguramente "bem fará".

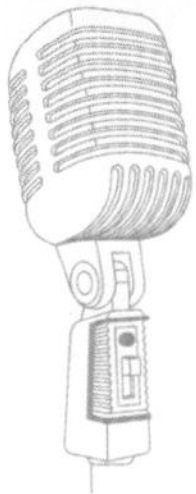

O cuidado do médico com as palavras

A comunicação é essencial nas relações humanas.

Na medicina e nas relações dos médicos com os pacientes: fundamental.

Sobre a forma de falar e o significado do que se diz, Nelson Mandela disse: "Se falares a um homem numa linguagem que ele compreenda, a tua mensagem entra na sua cabeça. Se lhe falares na sua própria linguagem, a tua mensagem entra-lhe diretamente no coração".

Com relação à comunicação entre médicos e pacientes, uma das mais destacadas revistas médicas do mundo, editada pela Associação Americana de Medicina, publicou um editorial, há uma semana, denominado "O potencial efeito iatrogênico das palavras do médico".

Nesse texto, considera-se que a palavra do médico tem um poder grande e, portanto, precisa ser dita com precisão, carinho, consideração e clareza.

Que bom os médicos terem essa possibilidade e poderem causar esse bem pelas palavras ditas aos pacientes e por aquelas ouvidas provindas deles!

Sintomas relatados podem não representar situações de risco ou de potencial gravidade, mas se não forem compreendidos nem esclarecidos, resultarão, no mínimo, em grande ansiedade.

Orientar bem o paciente em relação à instituição de um novo medicamento que poderá resultar em algum efeito colateral ou prepará-lo para um procedimento doloroso é, a um só tempo, uma arte e um dever a ser cumprido. Um ato que o médico deve exercer com especialíssimo cuidado.

Vamos a um exemplo: 38% dos pacientes que começaram a usar um medicamento para hipertensão cujo efeito colateral conhecido é disfunção sexual tiveram essa manifestação, enquanto apenas 13% entre os devidamente orientados por seus médicos sobre essa possibilidade e sua possível transitoriedade apresentaram-na.

A possibilidade de dor muscular com o uso das estatinas – medicamentos muito usados para reduzir o colesterol – ocorrerá em muito maior porcentagem nos pacientes que não foram bem orientados com palavras esclarecedoras e afáveis.

O autor ainda adverte que a boa explanação terá o poder de reverter o desconforto e eventuais sintomas ou, ao contrário, perpetuá-los.

Em conclusão, afirma que "a informação é um importante mediador entre a doença e os sintomas, bem como o bem-estar do paciente".

Ainda bem que, nós, médicos, temos esse maravilhoso universo das palavras de conforto e auxílio. Exercê-lo é um dom, praticá-lo, um bem!

Novamente Mandela: "Se falares a um homem numa linguagem que ele compreenda, a tua mensagem entra na sua cabeça. Se lhe falares na sua própria linguagem, a tua mensagem entra-lhe diretamente no coração".

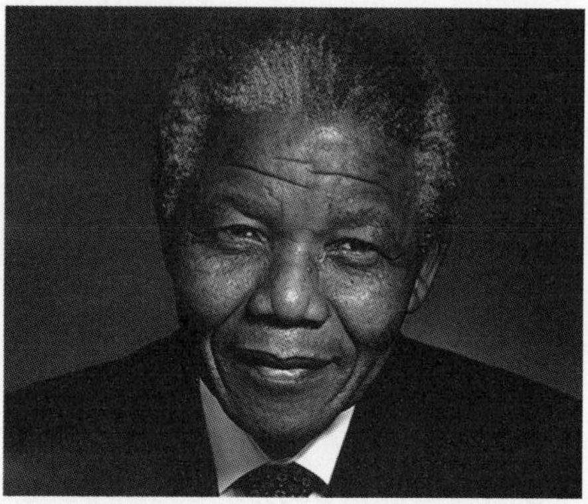

Mandela: "Se falares a um homem numa linguagem que ele compreenda, a tua mensagem entra na sua cabeça. Se lhe falares na sua própria linguagem, a tua mensagem entra-lhe diretamente no coração".

Estatinas e prevenção das doenças cardíacas

O colesterol é a matéria-prima para causar obstruções de artérias por meio da formação de placas ateroscleróticas. Essas obstruções causarão redução da irrigação de determinada área do corpo, sendo as mais comuns e importantes cérebro e coração.

As estatinas são medicamentos utilizados para reduzir as taxas de colesterol no sangue e, por conseguinte, a produção de novas placas ateroscletóticas ou impedir que as eventualmente existentes sofram um processo de indesejado aumento.

Esses medicamentos que compõem uma família com vários membros, como rosuvastatina, atorvastatina, entre outros, trabalham no organismo bloqueando a produção de colesterol, que é sintetizado no fígado, curiosamente por volta de duas horas da madrugada.

Esse tipo de medicamento trabalha de forma que a produção seja controlada, porém mantida, já que o colesterol não funciona apenas como um vilão causador de doenças graves e não raramente fatais, como infarto e derrame cerebral.

É o componente estrutural das membranas celulares em nosso corpo e está presente no coração, cérebro, fígado, intestinos, músculos, nervos e pele. Nosso corpo usa o colesterol para produzir vitamina D, testosterona, estrógeno, cortisol e ácidos biliares que ajudam na digestão das gorduras. Cerca de 70% do colesterol é produzido pelo nosso organismo, enquanto apenas 30% são provenientes da dieta.

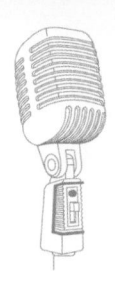

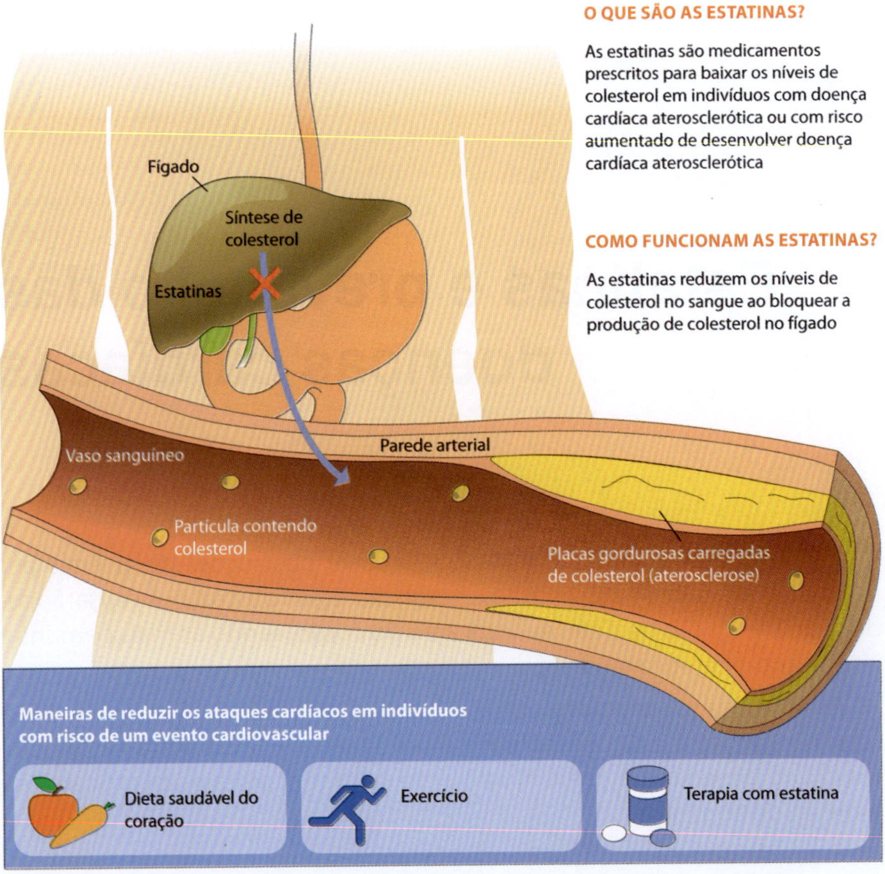
O QUE SÃO AS ESTATINAS?
As estatinas são medicamentos prescritos para baixar os níveis de colesterol em indivíduos com doença cardíaca aterosclerótica ou com risco aumentado de desenvolver doença cardíaca aterosclerótica
COMO FUNCIONAM AS ESTATINAS?
As estatinas reduzem os níveis de colesterol no sangue ao bloquear a produção de colesterol no fígado
Fígado
Síntese de colesterol
Estatinas
Parede arterial
Vaso sanguíneo
Partícula contendo colesterol
Placas gordurosas carregadas de colesterol (aterosclerose)
Maneiras de reduzir os ataques cardíacos em indivíduos com risco de um evento cardiovascular
Dieta saudável do coração
Exercício
Terapia com estatina

Como agem as estatinas na redução do colesterol (JAMA Cardiol. 2017;2[4]:464).

De forma didática, podemos considerar que dois tipos de colesterol têm importância para o organismo.

O HDL colesterol, também chamado de colesterol protetor ou colesterol bom, funciona como se fosse um detergente nas artérias, limpando gorduras. Está, por isso, entre os raros exames em medicina cujos valores desejamos que sejam altos.

Por outro lado, o LDL colesterol está diretamente relacionado à obstrução das artérias pela formação de placas ateroscleróticas.

É sobre a diminuição do LDL colesterol que as estatinas exercem seu papel.

De modo geral, com o emprego delas, podemos assegurar reduções substanciais na ocorrência de infarto e AVC.

Como nem tudo só abriga o bem, o uso das estatinas poderá resultar em alguns efeitos adversos conhecidos e não limitantes ao seu uso, como dores musculares e câimbras que ocorrem em não mais do que 5% das pessoas que as utilizam.

Embora a maior parte do colesterol seja sintetizada pelo fígado, são aconselháveis hábitos saudáveis, como dieta com baixo teor de gorduras animais, rica em verduras e legumes e com baixo teor calórico. Além disso, atividades físicas regulares e programadas também desempenham papel importante.

Mais uma vez, utilizar os recursos que a moderna medicina nos oferece pareados com bons hábitos é a receita para ganhar anos de vida e boa vida aos anos vividos.

Saúde mental, alimentação e exercícios físicos

A visão de três especialistas

Saúde mental

Luiz Alberto Hetem

Em sintonia com o principal objetivo deste livro, abordaremos, nesta seção, alguns aspectos da prevenção, as características principais e a abordagem terapêutica dos transtornos mentais.

Prevenir para não remediar

A prevenção em saúde tem dois níveis. No primeiro, mais geral, que engloba educação e orientação da população, o objetivo é diminuir a ocorrência de doenças e identificar os casos em que há maior risco de surgimento de problemas. O segundo nível tem a ver com diagnóstico precoce e encaminhamento terapêutico de doenças – de simples aconselhamento a tratamento medicamentoso – com vistas a minimizar complicações.

Trocando em miúdos, o que pode ser feito para evitar, quando possível, o surgimento de um transtorno mental e, caso se instale, que providências devem ser tomadas de modo a impedir seu agravamento e o surgimento de complicações? É o que pretendemos mostrar nesta série de textos sobre transtornos mentais.

Hipócrates, médico da Grécia antiga, uma das figuras mais importantes da história da Medicina, nasceu em 460 a.C. e viveu aproximadamente 80 anos. Na contramão do pensamento dominante na sua época, dizia que as doenças se deviam a causas naturais e não eram uma punição infligida pelos deuses nem causadas por forças sobrenaturais. Ele observava que em boa parte dos casos a doença era resultado de fatores ambientais, dieta pobre e hábitos de vida insalubres – pouca higiene e excessos de várias naturezas. Pois é. E nós, médicos, 2500 anos depois, ainda estamos tentando convencer as pessoas de que esses fatores são mesmo nocivos à boa saúde (e também à saúde mental) e que atentar para eles é parte importante da promoção de saúde e da prevenção de doenças.

Principalmente os excessos – de bebidas alcoólicas, drogas ilícitas, remédios, baladas e mesmo de atividade profissional – devem ser evitados, pois sua relação com o desencadeamento de alguns transtornos mentais está bem estabelecida. Os casos de intoxicação, abuso e dependência de álcool, nicotina e outras drogas, por exemplo, têm clara relação com seu consumo desmesurado. Da mesma forma, transtornos de ansiedade e o burnout (síndrome do esgotamento profissional) se relacionam com excessiva cobrança (interna e externa) no ambiente profissional.

A ocorrência dos transtornos mentais

Os transtornos mentais de ocorrência mais comum na população são as diversas formas de depressão, os transtornos de ansiedade, as reações de ajustamento, as perturbações do sono e quadros relacionados ao abuso de álcool e drogas. Se considerarmos todos eles juntos, estima-se que uma em cada quatro pessoas apresentam problemas desse tipo. Já os transtornos mentais mais graves, mas menos frequentes, são a esquizofrenia (um caso em cada 100 pessoas), o transtorno obsessivo-compulsivo (um caso em cada 30 pessoas) e o transtorno bipolar clássico (um caso em cada 25 pessoas).

Há também transtornos mentais com pico de ocorrência em determinadas faixas de idade. São o transtorno de déficit de atenção e hiperatividade (TDAH) em crianças com 7 anos (3% a 7%, dependendo dos autores), que continua a perturbar na idade adulta, em pequena parcela de casos, e as demências em pessoas acima de 60 anos, cuja ocorrência é de 2% dessa população e aumenta com o avançar da idade, podendo chegar a 30% das pessoas com 90 anos.

A frequência de ocorrência dos transtornos mentais é razoavelmente bem conhecida. Se houvesse uma epidemia, um aumento alarmante do número de casos de qualquer um deles, nós saberíamos. De fato, isso não aconteceu.

A verdadeira epidemia é de pais achando que os filhos têm TDAH e de adolescentes dizendo que estão com TDAH. Esses últimos são incapazes de compreender que hábitos de vida desregrados e a tendência a desempenhar muitas atividades a um só tempo são a causa de seus lapsos de atenção. Há também outra epidemia, mas, de novo, não de um transtorno mental, mas sim de adultos de meia-idade e de idosos com medo de estarem com a doença de Alzheimer.

Nem as chamadas "doenças do século XX" – depressão e transtornos de ansiedade – apresentaram alteração de frequência que fosse realmente alarmante.

E como se faz a prevenção desses casos de apavoramento? Com educação da população, com a divulgação de informações isentas e balanceadas, que sirvam de defesa contra o sensacionalismo da mídia. Sendo assim, não custa repetir: não há epidemia alguma de transtornos mentais; suas frequências de ocorrência têm se mantido estáveis ao longo do tempo e, consequentemente, não há razão para pânico. Em caso de dúvidas sobre esse assunto, ninguém melhor do que um profissional de saúde mental para esclarecê-las.

Demências

Define-se demência como o conjunto das alterações, em geral irreversíveis, nas habilidades cognitivas (principalmente memória, orientação, cálculo e linguagem) que, por sua vez, causam mudanças no comportamento e comprometem a autonomia; a capacidade de cuidar de si mesmo e de responder pelos próprios atos.

Antes de continuar, que fique muito claro: os quadros demenciais não estão inevitavelmente vinculados ao avançar da idade. A maioria dos idosos com mais de 75 anos é mentalmente saudável. A demência, na verdade, representa uma subversão do processo normal de envelhecimento; um sinal de doença degenerativa cerebral.

Mesmo havendo uma definição geral, são vários os tipos de demência. A doença de Alzheimer é, sem dúvida, a mais comum, responsável por cerca de 60% dos casos. Tanto que "Alzheimer" tem hoje o mesmo sentido que "esclerose" tinha em meados do século passado, ou seja, é um termo vago e banalizado para se referir a demências em geral. Além da doença de Alzheimer, existem demência vascular, demência alcoólica, doença de Pick (que acomete apenas o lobo frontal do cérebro), a demência da doença de Parkinson, entre outras.

Em todos os casos de demência, são encontrados indícios de alterações no cérebro, tanto na estrutura (atrofia difusa ou localizada decorrente de infecções, abuso de álcool ou de causas ainda desconhecidas) quanto no funcionamento ("falhas" em alguns sistemas cerebrais por prejuízo no suprimento sanguíneo, desequilíbrios hormonais ou carência de vitamina B12, por exemplo).

O tratamento das demências visa ao controle e à estabilização dos sintomas, bem como ao estímulo e à reabilitação de competências cognitivas. Também tem por objetivo a orientação e cuidados dos familiares do paciente.

Não há, até o momento, medidas preventivas específicas que impeçam o surgimento e desenvolvimento das demências. Por outro lado, é recomendável cultivo de hábitos saudáveis (atividade física regular, dieta balanceada, vida regrada) e aumento do estímulo intelectual (leitura, estudo, palavras-cruzadas, sudoku e exercícios de memória, por exemplo) ao longo da vida. São vários os estudos sugerindo que essa estimulação poderia retardar o surgimento da demência na medida em que aumentaria a reserva cognitiva; a disponibilidade de recursos para desempenhar as atividades mentais. Também tratamento e controle de doenças, como diabetes, colesterol alto e hipertensão arterial, que sabidamente agridem o cérebro, são muito válidos como medidas preventivas indiretas da ocorrência de lesões neurodegenerativas. E, por fim, o óbvio: não fumar nem abusar de bebidas alcoólicas, dois hábitos que agravam ou precipitam danos cerebrais.

Depressões

São vários os tipos de depressão. Pode ser leve, moderada ou grave; aguda ou crônica; de primeiro episódio ou recorrente (vários episódios ao longo da vida); retardada ou agitada (dependendo do grau de ansiedade concomitante); unipolar ou bipolar (dependendo da relação com transtorno bipolar), melancólica ou atípica; e relacionada ou não a eventos de vida. O termo depressão refere-se, invariavelmente, a um transtorno mental. É errado falar "hoje estou deprimido(a)" se a intenção é dizer que se está triste, de baixo astral ou meio *down*. Tristeza e luto (o trabalho mental para se elaborar uma perda) são diferentes de depressão.

Um estudo realizado pela Organização Mundial da Saúde e pelo Banco Mundial demonstrou que a depressão é uma das maiores causadoras de incapacidade quando se consideram os anos de vida comprometidos pela doença. Também se sabe que, hoje, a depressão é a segunda causa de anos de vida produtiva perdidos por incapacidade, atrás apenas das doenças cardiovasculares.

A boa notícia é que as depressões têm tratamento e a maior parte delas é perfeitamente controlável. Algumas são até curáveis, desde que abordadas com a terapêutica adequada. São basicamente duas as modalidades de tratamento de depressão: psicoterapia, às vezes suficiente para os casos mais leves, e farmacoterapia, ou seja, o uso de medicamentos específicos para o combate ao transtorno.

As depressões podem ocorrer em qualquer idade e afetam de crianças a idosos, mas sua apresentação clínica varia de acordo com a faixa etária. Os picos de maior incidência são entre os 20 e os 30 anos e entre os 60 e 70 anos de idade.

O quadro clínico clássico de depressão consiste em tristeza profunda, desinteresse generalizado, sentimento de culpa, angústia e pensamentos de que viver não está valendo a pena. Além desses sintomas, são comuns alterações do apetite, em geral diminuição, e perturbações do sono, principalmente insônia. Desânimo, sensação de cansaço, fraqueza nas pernas e dificuldade para realizar as tarefas cotidianas também são queixas frequentes de pessoas com depressão.

As depressões são o resultado da interação de predisposição genética, características de personalidade, história de vida e estressores ambientais. Por essa razão, em alguma medida é possível sua prevenção ou, no mínimo, sua identificação precoce, o que permitiria a instituição de tratamento adequado com maiores chances de bom resultado.

Além das medidas preventivas gerais apresentadas anteriormente, para diminuir a chance de desenvolvimento de depressão, talvez o cuidado mais importante seja o de cultivar amizades e relacionamentos interpessoais de modo a ter com quem conversar sobre angústias e dificuldades do cotidiano. Parece pouco, mas a possibilidade de diálogos sinceros sobre o acúmulo das emoções e tensões do dia a dia facilita seu extravasamento. O entrosamento com uma turma de amigos é um fator de proteção contra depressão. Estar rodeado de pessoas bem-intencionadas e que querem você bem aumenta a chance de se perceber alterações do comportamento que justifiquem consulta com profissional de saúde mental. Infelizmente, não tem o mesmo valor a participação em redes sociais virtuais, pois nelas é só alegria. A pessoa que se queixa ou reclama muito nos ambientes virtuais logo é colocada de lado.

Quando a vida perde o sentido

O suicídio, autoextermínio bem-sucedido, é sempre uma ocorrência trágica. Como também o são, mas em menor grau, as tentativas de suicídio; os atentados contra a própria vida. Por mais que pareça inofensiva ou teatral, uma tentativa de suicídio deve ser levada a sério, pois é indicativa de que a pessoa está perturbada e sentindo-se incapaz de lidar com a situação. No mínimo, sugere que a pessoa que a fez necessita de ajuda e atenção.

Estima-se que o número de tentativas de suicídio supere o de mortes em pelo menos dez vezes, mas não há registro em lugar algum que nos dê uma ideia precisa de sua ocorrência. Provavelmente, esse número é muito maior.

Uma vez tomada a decisão de atentar contra a própria vida, a escolha do método utilizado refletirá uma combinação de fatores: o acesso a meios letais, as preferências individuais e culturais, e a intenção subjacente ao ato autoagressivo. Mulheres se valem mais frequentemente do autoenvenenamento e ingestão excessiva de medicações. Homens tendem a usar métodos mais drásticos, principalmente armas de fogo.

Segundo Edwin Shneidman (1918-2009), psicólogo estadunidense que se tornou referência no assunto, há fatores psicológicos comuns a todo ato suicida:

- O propósito é a busca de solução para uma dor psíquica.
- O objetivo é cessar o fluxo da consciência.
- O estímulo é uma dor psíquica insuportável.
- O estressor são as necessidades psíquicas frustradas.
- A emoção compreende desesperança e desamparo.
- O estado afetivo é a ambivalência.
- O estado cognitivo é de rigidez e constrição.
- A ação visa ao escape, à fuga.
- O ato interpessoal é a comunicação de sua intenção.

Os principais fatores de risco para suicídio são transtorno mental e história de tentativas de suicídio anteriores. A depressão, principalmente quando acompanhada de desesperança e angústia, o transtorno bipolar e os transtornos de personalidade com características de impulsividade, agressividade e instabilidade emocional são os que mais predispõem ao suicídio. O diagnóstico tardio, a carência de serviços de atenção à saúde mental e o tratamento inadequado pioram a evolução desses casos e, consequentemente, aumentam o risco de suicídio.

A primeira providência ao se tomar contato com uma tentativa de suicídio é impedir que a pessoa se mate e, logo a seguir, pelo meio mais rápido possível, levá-la para avaliação em um pronto-socorro. Parece óbvio, mas não são poucos os casos em que uma tentativa de suicídio é interpretada como inofensiva, apenas uma maneira de querer chamar a atenção e, por essa razão, deve ser desconsiderada.

A prevenção do suicídio, cuja ocorrência aumentou entre adolescentes e idosos, tem a ver com a busca da melhoria das condições da existência humana e a diminuição dos estressores capazes de provocar sofrimento agudo que culmina com o suicídio. Nos níveis familiar e comunitário, é feita com um zelando pelo outro, cuidando de si e do outro constantemente. Destaque-se aqui o trabalho do Centro de Valorização da Vida (CVV), organização filantrópica de inegável importância na prevenção do suicídio, por meio de plantões telefônicos e, mais recentemente, também por um *chat* na internet.

Os planos nacionais de prevenção de suicídio englobam a conscientização da população, a divulgação responsável pela mídia, a redução do acesso a meios letais, programas em escolas e a detecção e o tratamento precoce de transtornos mentais mais comumente associados ao suicídio.

A montanha-russa da psiquiatria

Muito se tem falado do transtorno afetivo bipolar nos últimos anos. Praticamente todos os dias se escuta alguém falando "eu sou bipolar" ou "eu tenho bipolaridade". Não houve, contudo, aumento do número de casos de transtorno bipolar, mas sim uma banalização de seu conceito - muito por interferência da indústria farmacêutica - com vistas ao aumento da prescrição de medicamentos. Se considerarmos sinal de transtorno bipolar as oscilações de humor, praticamente todos os seres humanos serão considerados bipolares. Ou, o que considero mais apropriado, multipolares.

Não é a instabilidade de humor que caracteriza o transtorno bipolar, mas sim a ocorrência de episódios de excitação física e mental, as chamadas fases de mania. Durante os episódios maníacos, os pensamentos ficam mais acelerados, a pessoa se sente mais disposta, irritadiça e energizada, sem necessidade de dormir e, por estar desinibida, se comporta de maneira diferente do seu habitual e de modo inadequado e até inconveniente. São comuns gastos excessivos, ideias de grandeza e de superioridade e aumento da atividade sexual, de modo a destoar do normal da pessoa, às vezes até assumindo atividade promíscua e de risco.

O histórico de um episódio de mania no passado ou sua presença atual são os determinantes para o diagnóstico de transtorno bipolar, que tem esse nome exatamente pela ocorrência alternada de episódios de depressão, neste caso denominada depressão bipolar (ou seja, uma depressão que é uma fase do transtorno bipolar). Os primeiros episódios do transtorno bipolar costumam ocorrer no final da adolescência e início da idade adulta.

O tratamento do transtorno bipolar deve ser realizado por um psiquiatra, o médico mais bem preparado para lidar com esse tipo de transtorno mental, já que sempre implica o uso de medicações (antidepressivos, antipsicóticos e estabilizadores do humor). Tão importante quanto, porém, é a orientação do paciente e de seus familiares sobre o transtorno, seu tratamento e os sinais precoces de recaída.

Em razão dos componentes genético e neurobiológico, é difícil falar de prevenção de ocorrência de transtorno bipolar. São perfeitamente possíveis, no entanto, a identificação precoce e a correta instituição de tratamento adequado, de modo a amenizar suas possíveis consequências nocivas

– prejuízos financeiros, crises conjugais, dificuldades profissionais e até necessidade de hospitalização.

O transtorno bipolar é de evolução crônica e, até o momento, não tem cura, mas sim possibilidade de total controle. Uma vez firmado seu diagnóstico, alguns cuidados contribuem para uma evolução clínica melhor. Sabendo que são restritivos e antecipando uma reação ruim dos leitores, preciso insistir que não se trata aqui de moralismo puro e simples. São orientações derivadas de resultados de estudos de seguimento de longo prazo de pacientes com esse transtorno. De maneira muito consistente, a vida regrada e balanceada (lazer e trabalho sem excessos), a abstinência de álcool e drogas, a valorização e o respeito às horas de sono necessárias para a recuperação do desgaste do dia, a adesão ao tratamento medicamentoso, o bom vínculo com o médico e deste com a família melhoram bastante o prognóstico do quadro.

Você tem medo de quê?

Medo e ansiedade são a mesma coisa? Sim, só que não. Em termos de manifestações físicas e psicológicas, são praticamente idênticos, mas se distinguem por um detalhe: o medo tem um foco específico, enquanto a ansiedade é difusa, flutuante e não vinculada a um objeto definido. Desse modo, está correto dizer que se sente medo de um cachorro bravo que avança em sua direção, de lugares altos ou de avião, por exemplo. Mas não procede dizer que se está com medo de alguma coisa, como se algo estivesse por acontecer. Nesse caso é ansiedade, um sentimento vago, sempre desconfortável, presente em algum nível e muito importante no nosso dia a dia.

A ansiedade é uma emoção normal, de grande valor adaptativo, que permeia nossa vida. Graças a ela, hesitamos, avaliamos os riscos e pensamos melhor antes de tomar uma decisão. Também é ela que emerge, aos poucos, quando estamos diante de situações novas e imprevistas, obrigando-nos a ter cautela. Em síntese: por mais que seja incômoda, a ansiedade muito mais ajuda do que atrapalha.

Há situações, porém, em que a ansiedade se torna claramente exagerada, patológica e perturbadora. É quando falamos de transtornos de ansiedade. Como se diferencia a ansiedade normal da patológica? Por meio de quatro parâmetros: a intensidade das manifestações, sua duração, a proporcionalidade da resposta de ansiedade ao estímulo e o grau de limitação que ela ocasiona no desempenho (físico, social e profissional) da pessoa. Com isso em mente, fica mais fácil definir um transtorno de ansiedade: é o caso quando as manifestações de ansiedade (físicas e psicológicas) são intensas e prolongadas, desproporcionais ao estímulo que as desencadeou e atrapalham, às vezes até paralisam, dificultando o enfrentamento das situações de vida.

Não cabe aqui detalhar as características clínicas que os diferenciam entre si, mas veja no quadro a seguir quatro parâmetros que auxiliam na sua distinção.

	Foco da ansiedade	**Ataques de pânico**	**Comportamento de evitação**	**Nível basal de ansiedade**
TAG	Preocupações exageradas e desnecessárias sobre questões do cotidiano	Não	Não	Alto
TP	Possibilidade de ter ataques de pânico	Espontâneos/ Predispostos por situação	Aumenta com o progredir do quadro e o desenvolvimento de agorafobia	Baixo no início do quadro Tende a aumentar com sua progressão
TAS	Desempenho em situações nas quais se está em evidência	Predispostos por situações/ Relacionados a estímulos	Restrito a situações sociais ou formais em que a pessoa é o centro das atenções	Baixo
Fobias	Animais, locais ou situações específicas	Relacionados a estímulos	Varia de acordo com o objeto ou a situação temida	Baixo

Os transtornos de ansiedade mais comuns são o transtorno de ansiedade generalizada (TAG), o transtorno do pânico (TP), o transtorno de ansiedade social (TAS) e as fobias específicas.

Características de quatro transtornos de ansiedade mais comuns: transtorno de ansiedade generalizada (TAG), transtorno do pânico (TP), transtorno de ansiedade social (TAS) e fobias específicas.

Sendo até certo ponto a ansiedade normal e certamente muito útil, qual a melhor forma de se lidar com esse sentimento? E, talvez mais importante, é possível prevenir a ocorrência de transtornos de ansiedade?

Comecemos pelo mais básico, a ansiedade normal. Seu manejo depende, logicamente, da sua identificação. Enquanto não se entende que aquele mal-estar, aqueles sintomas vagos, envolvendo sistemas tão diversos como o digestório, cardiovascular, pulmonar, endócrino e nervoso, são manifestações de ansiedade, gasta-se tempo (e consome-se energia) especulando-se o que aquilo pode significar. Um derrame? Um ataque cardíaco? Um desbalanço hormonal? Enxaqueca? Labirintite? Gastrite? Intestino irritável? Pressão baixa? Pressão alta? Algum tipo de câncer? As manifestações de ansiedade são muito variadas e, por isso, dão margem a que se pense em todas essas possibilidades e em mais algumas.

Evidentemente, só se vai atribuir a sintomatologia à ansiedade se as consultas médicas e os exames realizados não revelarem anormalidades. Mas, uma vez descartadas essas outras possibilidades, em vez de repetidamente ficar se perguntando o que está acontecendo, o correto é avançar: assumir que se trata de ansiedade, identificar o que a está causando e focalizar-se no encaminhamento do(s) problema(s). Ansiedade é energia vital. Se for bem utilizada, será combustível para mudança e progresso pessoal. Pode também ser entendida como um sinal de alarme, indicando que a pessoa está sobrecarregada (mental, cognitiva ou fisicamente).

Já se falou muito que a ansiedade mais alta e os transtornos de ansiedade seriam o mal do século, relacionados à vida estressante dos dias atuais. Não me parece correto afirmar, entretanto, que a vida em outros tempos fosse muito mais tranquila. As preocupações, evidentemente, eram outras, mas tão ou mais perturbadoras do que as que permeiam nossa vida hoje. Até o início do século XX, menos de 120 anos atrás, portanto, a taxa de mortalidade infantil era enorme e a expectativa de vida muito menor em razão das epidemias, das guerras, da miséria disseminada e da escassez de recursos terapêuticos.

Por outro lado, o ritmo de vida hoje é muito mais intenso. O volume de informações e estímulos com que temos que lidar cotidianamente, isso sim, é maior do que nunca. Também o acompanhamento, em tempo real, de vários acontecimentos simultâneos proporcionado pela internet faz com que as pessoas fiquem mais tensas, aceleradas, ligadas e hiper-reativas. Se não houver uma preocupação com esse fato, o aumento da ansiedade será inevitável.

Cientes disso, fica mais fácil saber que providências tomar para neutralizar essa tendência. Com disciplina e método é possível implementar medidas comprovadamente eficazes no manejo da ansiedade. Atividade física aeróbica leve e regular, cuidados com a qualidade do sono, vida balanceada (trabalho, família e lazer) e moderação no uso da internet e das redes sociais são algumas dessas medidas. Entenda-se que o fácil no início desse parágrafo é um modo de expressão. É trabalhoso colocar esse conhecimento em prática, ainda mais porque vai de encontro a tendências do mundo contemporâneo: sedentarismo, conexão virtual contínua e desconsideração do ritmo biológico natural.

O estresse nosso de cada dia

Em psiquiatria, estresse quer dizer a reação do organismo a situações adversas; as consequências psíquicas e físicas das adversidades. Observem que o significado técnico é diferente da ideia difundida entre os leigos de que estresse seria sinônimo de nervosismo, aflição ou de preocupações relacionadas à possibilidade de eventos de vida.

Com essa informação em mente, fica mais compreensível que os transtornos relacionados ao estresse, principalmente as reações de ajustamento e o transtorno de estresse pós-traumático (TEPT), difiram dos demais transtornos psiquiátricos por apresentarem na sua origem um fator desencadeante claro e indispensável para o diagnóstico: o evento traumático ou estressor. Em outras palavras, os transtornos relacionados ao estresse têm a ver com perturbações nos mecanismos normais de resposta/adaptação do organismo a eventos de vida traumáticos.

Felizmente, apenas pequena parcela das pessoas expostas a eventos traumáticos desenvolve TEPT, ou seja, a exposição ao trauma é evento necessário, mas não suficiente para o desenvolvimento de sintomas e alterações do comportamento que caracterizam esse transtorno mental.

As reações de luto pela perda de um ente querido ou de ajustamento a mudanças de situação de vida, por exemplo, são normais e até mesmo necessárias para a elaboração do ocorrido e a boa adaptação ao novo momento. Essa distinção entre uma resposta normal a uma situação traumática e uma resposta patológica que caracteriza um transtorno psiquiátrico deve ser realizada por um profissional especializado, que levará em conta a magnitude do estressor, a personalidade da pessoa, os fatores predisponentes e o contexto geral.

O risco de ocorrência de TEPT varia de acordo com características individuais e com o tipo de evento traumático. Alguns tipos de trauma, especialmente os que envolvem violência interpessoal (estupro, agressões, abuso na infância), mais frequentemente levam ao desenvolvimento desse transtorno. Já acidentes e desastres naturais (inundações, terremotos) não costumam ser gatilho de TEPT.

Para que se faça com segurança o diagnóstico de TEPT e, consequentemente, se institua o tratamento adequado, é necessário que tenha havido exposição a um evento traumático muito intenso causando na pessoa resposta de muito medo, horror ou impotência diante da situação. Essa sobrecarga cognitiva/mental causada pelo trauma parece ter relação com a gênese do transtorno, cujos principais sintomas são revivescências (recordações aflitivas, pesadelos frequentes com o trauma e sensação de por vezes reviver o evento traumático), comportamento de evitação (esforço para evitar pensamentos, sentimentos, conversas, pessoas e locais que possam estar associados ao trauma), hiperestimulação autonômica (sudorese, palpitações, tremores, irritabilidade, dificuldade de concentração, sensação de estar alerta ou até explosões de raiva ao ser exposto a situações que simbolizam ou lembram o evento traumático) e entorpecimento emocional (distanciamento afetivo, diminuição da capacidade de sentir emoções e do interesse em geral).

É comum que a pessoa acometida por transtorno relacionado ao estresse demore a buscar atendimento especializado por confundir o que seria um claro transtorno psiquiátrico com uma reação normal a evento traumático. Também constrangimento e vergonha de relatar o que lhe ocorreu retardam a busca de ajuda.

Toc, toc, toc

O transtorno obsessivo-compulsivo (TOC) se caracteriza, como o nome diz, por obsessões e compulsões. Obsessões são ideias e imagens repetitivas, perturbadoras e, principalmente, intrusas. Invadem a cena mental sem serem convidadas e se recusam a sair dela. Compulsões são rituais (em geral, comportamentais, mas, às vezes, somente mentais) realizados para aliviar ou neutralizar a ansiedade provocada pelas obsessões. Uma coisa puxa a outra, fechando-se num círculo vicioso difícil de ser interrompido.

As primeiras manifestações do TOC se dão na infância e adolescência. Oitenta por cento dos adultos com TOC identificam o início dos sintomas antes dos 18 anos de idade e 25% dos casos se iniciam antes dos 14 anos. Por serem tão precoces e praticamente constantes, mesmo que identificados como irracionais e sem sentido, os pensamentos obsessivos e as manias acabam incorporados à rotina da pessoa e mantidos em segredo, perpetuando-se não identificados como manifestações de um transtorno mental tratável por anos e mesmo décadas. Em média, as pessoas aguardam sete anos e meio depois do início dos sintomas para buscarem auxílio.

O TOC causa sofrimento por várias vias e em níveis diversos. O conteúdo das obsessões é invariavelmente perturbador. As compulsões nem sempre são eficazes no alívio das ideias obsessivas, mas frequentemente são constrangedoras, cansativas e tomam muito tempo. Além disso, pela esquisitice que é característica do transtorno, a pessoa com TOC costuma ser vítima de incompreensão e julgamento injusto das pessoas, mesmo as mais próximas.

Não se sabe qual é a causa do TOC. Até já foram identificadas algumas regiões cerebrais que funcionam de forma anômala em pacientes com esse transtorno mental, mas isso não mudou o fato de que as obsessões – sua essência – são completamente involuntárias. Assim sendo, uma coisa é certa: não se ganha delas no grito, nem na pressão. Em outras palavras, não adianta dar bronca, chamar atenção, ameaçar e muito menos bater na pessoa com TOC, imaginando que ela poderá se controlar e mudar sua realidade se obrigada a fazê-lo. Isso é muito difícil, impossível até, sem ajuda especializada.

Há casos em que o tratamento, em geral a associação de psicoterapia e medicamentos, proporciona resultados extraordinários, mas são relativamente raros. No mais das vezes, o que se observa é atenuação da intensidade dos pensamentos obsessivos e progresso da pessoa no seu manejo, de modo que os rituais compulsivos não sejam mais necessários. Parece pouco, mas os estudos e a vivência clínica mostram que mesmo o controle parcial do quadro melhora muito a qualidade de vida e das relações interpessoais, o desempenho em geral (acadêmico, profissional e social) e representa um alívio considerável do sofrimento experimentado pela pessoa com TOC.

Esquizofrenia e outras psicoses

Já nas primeiras classificações psiquiátricas modernas, do início do século passado, os quadros mais graves e perturbadores foram denominados psicoses. Psicose é um termo que tende a cair em desuso como aconteceu com o seu antônimo neurose. De todo modo, refere-se aos casos de transtornos mentais em que visivelmente há alterações de comportamento e das funções cognitivas que representam uma ruptura com a normalidade e a perda da noção de realidade.

Pesquisadores e psiquiatras clínicos há muito já sabem que sob a denominação esquizofrenia, exemplo maior de psicose, englobam-se vários e não somente um transtorno mental. Seu quadro clínico é multifacetado, mas muito comumente composto de delírios (crenças de cunho persecutório, de grandeza ou de controle, mais ou menos estruturadas, sem base na realidade, mas defendidas com fervor) e alucinações (alterações da percepção), principalmente auditivas. Tais perturbações, com a desorganização do pensamento e alterações na expressão emocional, prejudicam ou até mesmo inviabilizam o convívio social.

É importante saber que um episódio psicótico agudo, ou surto psicótico, geralmente a fase mais dramática da esquizofrenia, pode também ser consequência de intoxicação por álcool e/ou droga. Também uma reação aguda ao estresse pode se assemelhar a um surto psicótico. Essas duas ocorrências, do ponto de vista sintomatológico, às vezes indistinguíveis de esquizofrenia, em geral são transitórias. Ambas devem ser descartadas como possibilidade de diagnóstico antes de se fechar um diagnóstico de esquizofrenia, um transtorno mental ainda hoje mal compreendido e estigmatizante.

As causas da esquizofrenia ainda não foram desvendadas. Tudo leva a crer que se deva a anomalias no desenvolvimento e maturação cerebral, mas isso ainda é pouco para que se proponham medidas preventivas.

Geralmente, os primeiros sintomas do transtorno são discretos e insidiosos: mudanças no comportamento habitual (mais isolamento social, descuido da higiene pessoal e da aparência), preocupações com assuntos místicos, desconfiança e sensação de estranheza em relação ao mundo. Algumas dessas manifestações facilmente se confundem com fenômenos comuns na adolescência e, por isso, podem passar despercebidas pelos familiares e amigos.

Depois de um período variável, de semanas a anos, ocorrerá um surto psicótico, período em que geralmente se iniciam a busca por auxílio e tratamento cujo resultado, desde que conduzido por psiquiatra com experiência nesses casos, costuma ser bastante satisfatório. Não há cura para a esquizofrenia, mas tratamento medicamentoso contínuo, envolvimento de familiares e amigos, estímulo à realização de atividades diárias e exercícios, terapia ocupacional e ações de reabilitação psicossocial diminuem o impacto nocivo do transtorno nos relacionamentos e promovem melhora da qualidade de vida em geral.

O jeito disfuncional de ser

O jeito de cada um, seu temperamento, seu caráter, suas características e tendências naturais se denomina personalidade. É o que nos torna únicos e medeia nossa vida em sociedade. É moldada a partir dos primeiros momentos de vida (ou até mesmo antes, durante a fase intrauterina, segundo alguns pesquisadores), com base na predisposição genética, em estímulos e vivências. O fato de serem relativamente constantes depois de moldadas, porém, não significa que sejam imutáveis. Não é verdade que nosso jeito de ser não possa ser revisto e modificado depois de adultos ou mesmo já com idade avançada. Desde que o interesse seja genuíno, a mudança de hábitos e do modo de se relacionar é perfeitamente possível. Basta ver a quantidade de pessoas que param de fumar, de beber, de se drogar ou mesmo que conseguem controlar melhor seus sentimentos por compreenderem que é para o seu bem.

Quando essas características e os padrões de reações são inflexíveis, dificultam o relacionamento com outras pessoas e atrapalham a adaptação às circunstâncias externas, estamos diante de um transtorno de personalidade. Em outras palavras, são casos em que a pessoa possui características e padrões de comportamento rígidos, não adaptativos e que, além disso, causam prejuízo e sofrimento, para si própria e para os que estão à sua volta.

À medida que a pessoa progride na vida, da infância para a adolescência e, finalmente, se torna adulta, as demandas vão ficando mais e mais complexas. O papel de adulto é uma atribuição que, para ser conquistada, envolve luta por autonomia, emocional e financeira, demandas por desempenhos profissional e social, equilíbrio para vida a dois saudável e harmoniosa e constituição de uma família, com todas as responsabilidades que acompanham essa realização. Nesse percurso, a acentuação de certas características pode levar a padrões disfuncionais que se configuram nos diferentes transtornos de personalidade. Que fique claro, então, que um transtorno de personalidade não surge de uma hora para outra, como se fruto de uma metamorfose aguda, mas sim se instala aos poucos, gradativamente, com traços reforçados por eventos de vida e seu modo de enfrentamento.

Na dependência de que traços são mais salientes e do quanto são disfuncionais, definem-se os diversos transtornos de personalidade. Apresento a seguir alguns deles, seguidos de suas características mais marcantes:

- Transtorno de personalidade anancástica (também chamado de obsessiva), em que se destacam a escrupulosidade, o perfeccionismo, a centralização de decisões, a preocupação com detalhes, a teimosia, dúvidas excessivas e o pedantismo.
- Transtorno de personalidade histriônica, no qual chamam atenção o exagero do gestual, a aparência sedutora, a teatralidade, a preocupação excessiva com a estética corporal, a afetividade superficial e instável e a busca por atividades nas quais se é o centro das atenções.
- Transtorno de personalidade dependente, em que se destacam a subordinação das próprias necessidades às dos outros, a sensação de desamparo quando sozinho, o sentimento de incapacidade de se cuidar, o medo de ser abandonado por aqueles com quem tem relacionamento íntimo e a incompetência para tomar decisões cotidianas, sem um excesso de conselhos e reasseguramento.

- Transtorno de personalidade esquizoide, em que predominam a introspecção, a preocupação excessiva com fantasias, o desinteresse por amizades e atividades coletivas, a indiferença aparente a elogios ou críticas, e a frieza emocional.
- Transtorno de personalidade paranoide, em que se destacam a sensibilidade excessiva a rejeições, a tendência ao rancor, a desconfiança (de que o cônjuge é infiel ou de que sempre estejam tentando passá-lo para trás, por exemplo), a autovalorização excessiva e as preocupações constantes com explicações conspiratórias autorreferenciais dos eventos que ocorrem à sua volta.
- Transtorno de personalidade com instabilidade emocional (também chamado de *borderline*), no qual o que mais chama atenção são as dificuldades de relacionamento, a vida tumultuada (em todos os setores), o abuso recorrente de álcool, drogas e medicamentos ansiolíticos, os comportamentos desajustados e as tentativas de suicídio motivadas pelo temperamento forte, pela sensação de vazio existencial, pelo medo do abandono, pelo imediatismo e pela dificuldade no controle de impulsos que o caracterizam.

Uma vez identificado o transtorno de personalidade, torna-se possível alguma abordagem terapêutica. Em geral, dá-se pela colaboração de vários profissionais (psiquiatra, psicólogo, terapeuta ocupacional) e exige o envolvimento dos familiares. Basicamente, o que se faz é um trabalho de conscientização do transtorno em si, do prejuízo que causa e de que cada um deve se responsabilizar por seus atos e escolhas ao longo da vida.

O que fazer por si e pelo outro

Com o intuito de prevenir o surgimento ou o impedir o agravamento de um transtorno mental, algumas medidas são consideradas úteis e válidas. No que diz respeito a si próprio, vale a pena manter presente a possibilidade de que são bastante frequentes, principalmente os mais leves, e não ocorrem só com outras pessoas. Depressão e transtornos de ansiedade, por exemplo, são bem democráticos: não escolhem sexo, idade, cor, nível educacional, atividade profissional nem situação bancária.

Por outro lado, é preciso cuidado com a tendência atual de se medicalizar o normal, ou seja, de encarar como doença ou transtorno o que não passa de reação emocional normal (tristeza, luto, ansiedade, raiva, culpa).

Já em relação ao outro, é sempre bom lembrar que quem sofre de um transtorno mental, qualquer que seja, sofre duplamente com o incômodo provocado pelo transtorno em si e também com a incompreensão das pessoas, inclusive as mais próximas. Familiares, parentes e amigos, por conta de não entenderem bem o que se passa, movidos por preconceitos ou ideias equivocadas, mesmo que bem-intencionados, são capazes de atitudes inadequadas e até cruéis.

Por isso, se quiser auxiliar alguém com um transtorno mental, primeiramente busque informar-se sobre o assunto. Dê preferência a fontes confiáveis – serviços de psiquiatria de universidades e associações de amigos e familiares, por exemplo. Em segundo lugar, enfrente seus preconceitos e procure ouvir o que a pessoa tem a dizer, respeitando-a e aceitando que, quando se trata de emoções, cada um tem um ritmo e uma vivência interior cuja compreensão é limitada para alguém de fora. A escuta de um familiar ou amigo que ao menos tenta colocar-se no lugar da pessoa que sofre é mais importante e benéfica do que uma tentativa de aconselhamento de conhecidos.

Por último, não deixe de sugerir consulta com um profissional de saúde mental quando perceber que o quadro não está melhorando, que o sofrimento experimentado pela pessoa é grande e que ela, sozinha, não está dando conta da situação.

Leituras recomendadas

Botega N. **Crise suicida. Avaliação e manejo**. Porto Alegre: Artmed, 2015.

Carvalho JA, Brasil MA, Hetem LA, Nascimento AL (organizadores). **Entendendo os transtornos mentais**. Rio de Janeiro: ABP, 2010.

Hetem LA. **A grande obra – Como identificar e o que fazer com o orgulho, a inveja, a raiva e a culpa**. Barueri: Novo Século, 2016.

Alimentação e hábitos alimentares

José Ernesto dos Santos

Estou com fome!

Esta sensação e sua manifestação concentram um dos segredos da vida. É uma experiência pessoal. Alguns expressam a fome com mau humor, outros referem "água na boca" com o "roncar do estômago" e, às vezes, até com dor de cabeça. Mas a experiência é pessoal! Você já experimentou definir o que sente no corpo que o leva a expressar: estou com fome. Nos dicionários, encontraremos significados mais ou menos assim: fome é o nome que se dá à sensação fisiológica pela qual o corpo percebe que necessita de alimento para manter suas atividades inerentes à vida. Em milênios de evolução, desenvolvemos sistemas de secreção de hormônios e de seus receptores cerebrais que nos informam quando há falta da energia para manter a vida, em especial a médio e a longo prazo. A energia que necessitamos para andar, pensar, fazer funcionar o coração, pulmões, enfim nosso corpo. Sem esse sistema maravilhoso, poderíamos morrer de inanição. Não tem fome quem está doente.

Por outro lado, existe outra sensação corporal muito importante para a qual também desenvolvemos sistemas que nos informam quando "estamos saciados!". Saciedade, segundo os dicionários, é a condição da pessoa que se encontra em completa satisfação. A ordem deve ser entendida: "pare de ingerir de alimentos". Dizemos "estou satisfeito" e nunca "estou cheio".

Se pensarmos assim, poderemos imaginar que o número de pessoas com sobrepeso (e por que não com anorexia) no mundo deveria ser muito pequeno e que esses problemas de saúde deveriam acometer somente pessoas com alterações nos sistemas de sinalização de fome e de saciedade. Não é bem assim, pois essas doenças são raras. Por que, então, essa epidemia de obesidade no mundo?

Em recente parada para tomar um café em um passeio no shopping, ou seja, sem nada para fazer, li, na toalha de papel que revestia e ornamentava a mesa, a seguinte história: "Pandaréu é o filho escandinavo da inusitada união entre a deusa Saúde e o artesão Gourmet. Sua personalidade mistura a sabedoria e o equilíbrio herdados da mãe, Saúde, com a inventividade, a alegria e o hedoismo do pai, Gourmet. Pandaréu conseguiu comer de tudo e manter-se belo, o que acontecia com todos os seus seguidores influenciados pela sapiência. Seu domínio e conhecimento sobre os ingredientes lhe proporcionaram a longevidade do corpo e a da mente". Mais adiante, o texto dizia: "Pandaréu sabia negociar com o tempo. Ele acreditava que comer rápido entre seus afazeres diários não era a opção ideal. Para compensar, ele buscou as melhores opções para se alimentar bem e com prazer. Na sua mesa, havia todas as maravilhas que aprendeu e trouxe do mundo: da Escandinávia, tinham os peixes de água fria e os *smorrebrads* (iguaria nacional dinamarquesa que consiste em um prato frio feito com uma fatia de pão de forma escuro, coberto com diversos tipos de recheios, como saladas, frango, atum, pasta de fígado, rodelas de tomate ou carne bovina). Da Grécia, veio o iogurte grego. Do Japão, a beleza e a sabedoria da culinária. Do Brasil, as frutas, sementes e castanhas. Todos juntos em sua fantástica combinação entre beleza, design e bem-estar. Pandaréu dizia que uma alimentação equilibrada promove uma interação sustentável dos povos com o meio ambiente, tornando nossos corpos um centro de troca de boa energia".

O padrão de alimentação no mundo moderno é a antítese da proposta de Pandaréu. São telefones que dão acesso a pedidos de qualquer alimento e, como num passe de mágica, estão na sua porta e em sua mesa, rodízio de todos os tipos que, em geral, levam as pessoas a avaliarem quanto precisam comer para empatar ou ter lucro com o preço. A comida deixou de ser um prazer e a fonte de saciedade, como a descrita pelo jovem escandinavo. Além disso, alguns restaurantes anunciam (mesmo no nosso país!): "*All you can eat*", que poderíamos traduzir, de maneira humorada, "coma até cansar". Os alimentos passaram a ser o medicamento para angústias, ansiedades, insatisfações e, por que não, também para a solidão. Comemos, às vezes, como resposta ao ambiente e não em resposta aos maravilhosos sistemas que nos informam: estou com fome e estou saciado. Podemos construir a hipótese de que o medo de engordar, construído e "midianizado", esteja dessensibilizando o ser humano em seus instintos básicos: fome e saciedade. Onde impera a negação desses instintos, Pandaréu estará ausente. Se a sensação de fome é uma das responsáveis pela manutenção da vida, a sua negação e a não identificação da saciedade são responsáveis pela piora em nossa qualidade de vida.

Se observarmos em uma banca de revistas, na estante de uma livraria ou nos sites sobre alimentação, veremos uma variedade infinita de revistas e livros sugerindo formas corretas de se alimentar. Algumas denominamos de dietas da moda. Em pesquisa recente, encontrei 486 mil sites. Neles, está incluída uma série de livros que prometem a perda de vários quilos, e o mais importante, em poucos dias.

Paradoxalmente, o mundo vive uma epidemia de obesidade e de doenças cardiovasculares, que são a principal causa de mortes nos países desenvolvidos e em desenvolvimento.

Em pronunciamento recente, o brasileiro José Graziano da Silva, diretor-geral da Organização das Nações Unidas para a Alimentação e a Agricultura, a FAO, foi enfático: "Vamos perder uma geração se continuarmos aceitando a obesidade sem uma intervenção pública".

De acordo com o Ministério da Saúde, em sua última pesquisa Vigitel (Vigilância dos Fatores de Risco e Proteção para Doenças Crônicas por Inquérito Telefônico), a prevalência de excesso de peso cresceu 26,3% em dez anos em nosso país. Passou de 42,6%, em 2006, para 53,8%, em 2016; 57,7% dos homens e 50,5% das mulheres estão acima do peso. De modo similar, a prevalência de obesidade cresceu 60% em dez anos. Tínhamos 11,8% de adultos obesos em 2006, e, em 2016, passamos a ter 18,9%; 19,6% entre os homens e 18,1% entre as mulheres.

Associadas a esses números ou em consequência deles, as doenças crônicas aumentaram de prevalência. Tivemos um incremento de 61,8% de diabetes e 14,2% de hipertensão. Um fato mais grave que merece ser analisado pela sua importância em Saúde Pública é que os fatores de risco para doença do coração afetam mais pessoas com menos estudo. O diabetes afeta 16,5% da população com até oito anos de estudo e 4,6% da população com mais de 12 anos de estudo. O mesmo acontece com a hipertensão: 41,8% da população com até oito anos de estudo apresenta o problema, quase três vezes mais do que o indicador apresentado entre aqueles com 12 anos de estudo ou mais, que é de 15%.

A variação desses indicadores pode, em parte, ser atribuída ao aumento da idade da população. Contudo, essa mesma pesquisa mostra também mudanças dramáticas no hábito alimentar dos brasileiros. Ocorreu, por exemplo, nesse período, redução do consumo regular de arroz e feijão. Em 2012, 74,2% da população masculina entrevistada dizia consumir a combinação em pelo menos cinco dias da semana. Em quatro anos, esse indicador caiu para 67,9%.

Em 2016, apenas um entre três adultos consumia frutas e hortaliças em cinco dias da semana. Passamos a comer mais produtos industrializados, como biscoitos, refrigerantes e congelados, a comida pronta que nos salva no dia a dia corrido e estressante. Esse comportamento de trocar o alimento *in natura*, ou seja, aquele que vem diretamente da natureza para a mesa, pelo produto alimentício é o principal fator para o alargamento das cinturas pelo mundo.

As boas notícias, no entanto, são que o consumo regular de frutas e hortaliças apresentou uma leve elevação entre 2008 e 2016, passando de 33% para 35,2%. O maior consumo ocorreu entre mulheres, as quais também apresentaram redução do consumo regular de refrigerantes ou suco artificial; 13,9% diziam ter esse hábito em 2016, comparadas com 26,9% em 2007.

O que é alimentação saudável?

A alimentação com outros componentes de nosso estilo de vida tem papel importante no tempo e na qualidade de vida. É fundamental para que vivamos mais e com mais qualidade.

Tenho muita resistência em fornecer "dicas" sobre boa alimentação. Não acredito que o fornecimento de um "cardápio mágico" possa contribuir, em longo prazo, para a mudança de hábitos alimentares. O que comemos e a forma como o fazemos são parte de nossa cultura adquirida desde que saímos do ambiente agradável do líquido amniótico do útero de nossa mãe, onde não havia calor nem frio e não precisávamos nos preocupar com nada, pois tudo vinha do cordão umbilical.

Podemos, no entanto, falar não em alimentos específicos ou mágicos que contêm um nutriente responsável "pela vida eterna", mas em grupos de alimentos e componentes dos grupos alimentares.

Embora periodicamente seja contestado, os últimos cem anos reuniram um conjunto robusto de trabalhos científicos que suportam o conceito de que o consumo excessivo de alimentos ricos em gorduras saturadas (aquelas sólidas a temperatura ambiente, principalmente as gorduras animais), sal e açúcares simples é prejudicial à saúde. Contudo, devemos não esquecer: não existem alimentos maus, mas má alimentação. Não é necessário deixar de comer, a não ser em doenças específicas, determinados alimentos para ter uma alimentação saudável. Devemos fazer a combinação, consumir a quantidade adequada e adotar algumas regras no dia a dia.

Como princípio geral, para uma alimentação saudável e equilibrada, recomenda-se a ingestão de todos os grupos alimentares. Podemos dividi-los, didaticamente, em cinco grupos: hortaliças (que incluem o que chamamos de verduras e legumes), frutas, massas ou amidos, laticínios e carnes. A boa prática alimentar sugere que incluamos no nosso dia a dia cinco porções de frutas e hortaliças, duas ou três porções de leite, queijo ou iogurte, duas porções de alimentos ricos em proteínas, como peixe, carne, leguminosas ou ovos e cinco ou seis porções de hidratos de carbono (pão, massa, cereais, arroz e trigo).

Uma alimentação saudável começa com o café da manhã, que deve ser pequeno, saudável e equilibrado. A primeira refeição do dia é essencial e deve incluir cereais, leite meio gordo ou magro e frutas. Esses alimentos proporcionam nutrientes como proteínas, vitaminas e minerais. É recomendável fazer refeições ligeiras ao longo do dia. Não devemos passar longos períodos de tempo sem comer. Ficar mais do que três ou três horas e meia sem comer pode representar uma refeição excessiva no período seguinte. Fazer pequenos lanches com fruta e iogurte batidos com leite meio gordo e algumas nozes é importante para o aporte de nutrientes, energia e fibra. Representa, ainda, uma forma de evitar comer demais à hora das refeições. A ingestão de líquidos, na quantidade adequada, é uma regra importante para uma alimentação saudável. A quantidade recomendada de água é de 1,5 a 3 litros. Uma boa hidratação ajuda a prevenir o cansaço e a fadiga. O peixe e a carne são importantes fontes de proteínas. Os peixes, em especial os de água fria, são ricos em ácidos gordos ômega 3, ajudam na manutenção dos níveis de gordura no sangue e são fundamentais para a regulação de uma série de outros processos fisiológicos. As carnes vermelhas são excelentes fontes de proteínas, ferro e outros nutrientes. Ao comer carne, devemos evitar de ingerir o excesso de gordura visível. É importante reduzir o consumo de embutidos (salsichas, linguiças, mortadelas etc.), pois são produtos com elevado teor de gorduras, especialmente as saturadas.

Devemos reduzir a quantidade de gordura na nossa alimentação, escolhendo alimentos com menos gordura e, sempre que possível, dando preferência a alimentos grelhados. Um alimento frito é aquele que o processamento retira toda a sua composição em água e a substitui por gordura. Substituir gorduras saturadas por gorduras insaturadas na alimentação contribui para a manutenção de níveis de colesterol no sangue.

Alimentos com grande quantidade de açúcar refinado possuem altíssimo índice de glicose. Reduzir a quantidade de açúcar que ingerimos diariamente é uma prática que deve ser estimulada.

Outro problema frequente na alimentação moderna é a quantidade de sal. Ingerimos, em média, mais de 12 g de sal, enquanto as nossas necessidades são menores que 6 g por dia (2,4 g de sódio). Reduzir a quantidade de sal, substituindo-o por ervas aromáticas, é uma prática aconselhável. Uma prática alimentar recomendável é limitar o consumo de *snacks*.

Os alimentos integrais proporcionam mais saciedade e contêm mais vitaminas, sais minerais e fibras que as variedades refinadas. Os cereais, o pão, a massa e o arroz integrais, bem como as leguminosas e os produtos hortícolas, são importantes fontes de fibra e devem ser incluídos na alimentação diária.

Finalmente, uma velha máxima, mas sempre útil: "Saboreie o que come e coma o que lhe dá prazer, e quando parar de sentir prazer, pare de comer". Muitas vezes, comemos por hábito e não saboreamos os alimentos que ingerimos. Quando saboreamos o que comemos, podemos descobrir que gostamos do que não sabíamos ou, ao contrário, que não gostamos de fato daquilo que pensávamos gostar. Saborear realmente a comida que ingerimos torna mais fácil preferir alimentos apropriados e quantidades adequadas, e abandonar os alimentos não aconselháveis.

Dietas da moda ou moda de dietas?

As dietas da moda ou dietas milagrosas, ou dietas *cult*, são aquelas que prometem perda de peso ou outras vantagens para a saúde, como mais tempo de vida, redução do colesterol sanguíneo e da celulite etc. São, em geral, dietas sem base científica, sendo validadas apenas por celebridades da TV ou pelas redes sociais. Têm como características serem altamente restritivas ou incomuns e atraem aqueles que querem perder peso ou obter milagres de forma rápida. É necessário, antes de tudo, que as pessoas se conscientizem de que comer de forma saudável, cuidar da saúde do corpo e praticar exercícios físicos regularmente vai além da estética.

Existem, no entanto, algumas dietas (conjunto de práticas alimentares) que foram estudadas e têm comprovação de que seu uso regular garante as vantagens procuradas. Podemos, para exemplificar, enumerar duas delas: a dieta Dash, cujo objetivo é prevenir e reduzir a hipertensão. Pela sua composição, oferece nutrientes que protegem o organismo em geral. Nesta, o indivíduo deve ingerir, diariamente, seis a oito porções de grãos, quatro a cinco porções de vegetais e frutas, duas a quatro porções de laticínios com baixo teor de gordura, seis porções ou menos de carne magra. Sugere também que, semanalmente, ingiram-se quatro a cinco porções de castanhas, sementes e legumes, duas a três porções de óleo e cinco ou menos de doce. Uma porção equivale a 30 g. A quantidade de sal deve ser bem reduzida.

Outra dieta, que podemos classificar como dieta da moda, é a mediterrânea: tem como objetivo a perda de peso, a melhora da saúde do coração e do cérebro, a prevenção e o controle do câncer e do diabetes. Enfatiza o consumo de frutas, vegetais, grãos integrais, castanhas, legumes, azeite, ervas e temperos, peixe/frutos do mar algumas vezes na semana, frango, ovos, laticínios com moderação, pouco açúcar e carne vermelha apenas eventualmente.

Vegetarianos e veganos

O vegetarianismo é uma prática alimentar que tem cada vez mais adeptos em nosso país e no mundo. Existem vários tipos de praticantes desse comportamento alimentar. Podemos classificá-los em vários grupos: ovolactovegetarianos, que não consomem nenhum tipo de carne, mas laticínios e ovos; lactovegetarianos, que somente consomem leite como alimento não vegetal; ovovegetarianos, que consomem todos os alimentos de origem vegetal e também ovos; vegetarianos estritos, que consomem somente alimentos de origem vegetal.

Dentre esses comportamentos alimentares, vêm ganhando adeptos os chamados veganos, que, além de não ingerirem nenhum tipo de produto de origem animal, excluem mel e gelatina e também não utilizam couro, seda, lã nem cosméticos de origem animal. Não nos esqueçamos também dos frugívoros, que só se alimentam de frutos, e dos crudívoros, que só consomem alimentos crus ou cozidos a não mais do que 40°C.

É um grande desafio equilibrar, de forma adequada, a alimentação dos grupos com combinações adequadas de carboidratos, gorduras, proteínas e também minerais e vitaminas, principalmente a B12. Existe preocupação especial com a B12, uma vitamina do complexo B encontrada nos alimentos de origem animal, por ser produzida por bactérias intestinais, ou seja, depende da microbiota intestinal. Como não acredito que possamos, além de aconselhar, impedir a prática de tais comportamentos alimentares, o ideal é fazer o monitoramento individualizado com exames laboratoriais e utilizar suplementações adequadas quando necessário.

Dietas vegetarianas ou veganas bem planejadas podem ser saudáveis e oferecer os nutrientes necessários, promovendo benefícios à saúde, em qualquer ciclo da vida (crianças, adultos, idosos, gestantes, esportistas etc.), auxiliando na promoção da saúde e reduzindo o risco de doenças, incluindo prevenção e tratamento.

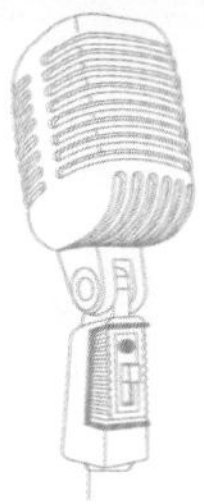

Atividades físicas

Pedro Shwartzmann

Importância da atividade física

O sedentarismo é responsável por vários problemas de saúde, entre eles doença coronariana, hipertensão arterial, obesidade e alguns tipos de câncer. Trabalhos dos Estados Unidos na década de 1990 já evidenciavam que 80% das pessoas internadas com infarto eram sedentárias. Hoje, o cenário é ainda pior, com expansão do sobrepeso e obesidade e redução progressiva de hábitos saudáveis, tanto dieta quanto atividade. O estilo de vida sedentário é responsável por 13,2% de mortes no Brasil, segundo uma pesquisa publicada pela revista *Lancet*. Esse número pode ser ainda maior, especialmente se vários fatores de risco forem agregados ao sedentarismo, como alimentação inadequada, excesso de gordura corporal e outros comportamentos de risco, como tabagismo, consumo de álcool, estresse e uso indiscriminado de medicamentos.

Uma mudança do estilo de vida, por meio da atuação multiprofissional, com adequada orientação nutricional, perda de peso, redução da gordura visceral, aumento da massa muscular e exercícios físicos supervisionados com intensidade determinada após avaliação cardiológica, é fundamental para redução do risco de doenças cardiovasculares e câncer. Esse tipo de programa, conhecido como reabilitação cardiovascular, é muito bem estabelecido na literatura médica, com resultados consistentes para o tratamento de uma grande quantidade de doenças, como obesidade, alteração do colesterol e doenças cardiovasculares. Não há dúvida de que se as pessoas se empenharem e seguirem as recomendações, obterão resultados fantásticos.

O exercício físico promove diversas adaptações no organismo do indivíduo, com efeitos bem documentados, como melhora do funcionamento dos vasos sanguíneos, redução de substâncias inflamatórias, menos trabalho cardíaco para um mesmo esforço, ganho na função das mitocôndrias da musculatura esquelética, entre outros. Há inúmeros trabalhos sobre a utilização do exercício aeróbico moderado como ferramenta terapêutica adicional em vários tipos de doenças, com evidências crescentes. Sabe-se, por exemplo, que há menor risco até do surgimento de câncer, notadamente câncer de intestino. Quando são analisados os efeitos da atividade física aeróbica moderada em pacientes que sofreram infarto ou foram submetidos à cirurgia de revascularização (ponte de safena ou mamária), pode ser observado um aumento na expectativa de vida, menor chance de reinfarto ou hospitalização por doenças cardiovasculares, além de melhora na capacidade de esforço e na qualidade de vida.

Já para reduzir o índice de obesidade, a combinação de reeducação alimentar e exercícios físicos é imprescindível. A reeducação alimentar é o passo principal para a mudança do estilo de vida, contudo é difícil observar resultados contundentes de perda de peso quando essa medida não é acompanhada de exercícios físicos. A combinação de ambos é a melhor forma para a redução da obesidade e manutenção da perda ponderal a longo prazo.

Vale ressaltar que, para a prevenção de doenças cardiovasculares, a Organização Mundial da Saúde recomenda a realização de pelo menos 30 minutos de exercícios físicos, três vezes por semana.

Os portadores de doenças necessitam do estabelecimento de dois limites para a adequação da intensidade dos exercícios, um limite para obtenção dos benefícios dos exercícios e o limite da segurança, visto que exercícios muito intensos nesses pacientes podem causar problemas, como arritmias e alterações eletrocardiográficas.

Riscos da atividade física?

Com menos de 35 anos, o risco maior é de doenças chamadas cardiomiopatias, as maiores responsáveis por morte súbita em atletas jovens, como ocorreu recentemente em provas de corridas de rua em nossa região. Felizmente, essas doenças são raras, mas, quando ocorrem, apresentam grande comoção. Em pessoas acima de 35 anos, o risco maior da atividade física é o infarto em pessoas sem sintomas prévios. Nesse contexto, a avaliação clínico-cardiológica pode minimizar os riscos e evitar muitas mortes.

Um indivíduo sedentário que inicia a prática de atividades físicas intensas corre maior risco de eventos cardiovasculares, como infarto, principalmente na presença de fatores de risco para doença coronariana, como diabetes, tabagismo, hipertensão arterial e colesterol alto. Infelizmente, há muitos exemplos disso. Como qualquer remédio, a atividade física apresenta uma "dose" correta para cada indivíduo, uma intensidade suficiente para proporcionar as adaptações fisiológicas desejadas, mas tomando-se cuidado para não exceder um limite de risco em pacientes com doenças cardiovasculares. O problema é justamente esse: muitas pessoas são portadoras de doenças cardiovasculares sem qualquer tipo de sintoma, sujeitas a maior risco durante a atividade física.

Muitos não procuram avaliação cardiológica antes de iniciar a atividade física, justamente pelo fato de não acharem necessário. Com certeza, a maioria das pessoas que realizam atividade física hoje nunca fez sequer um eletrocardiograma. Isso é preocupante e deve mudar. Homens acima de 45 anos e mulheres acima de 55 anos com fatores de risco para doença coronariana representam, particularmente, uma população que se beneficia de avaliação médica pré-participação de atividade física. Para pessoas abaixo de 35 anos que adentram em um programa de atividade física intensa ou competitiva, é mandatório, pelo menos uma vez por ano, passarem por avaliação médica com eletrocardiograma de repouso.

Com relação ao teste de esforço, este permite tanto a avaliação no contexto de saúde (avaliar se há arritmias ou outra condição que impossibilite a prática de atividade física) quanto na performance. Para atletas, pode auxiliar no rendimento; para cardiopatas, estabelece a intensidade correta para o exercício aeróbico. O teste de esforço mais preciso é o teste cardiopulmonar, no qual a medida direta dos gases expirados fornece uma gama de variáveis úteis para avaliação global do paciente e programação do treinamento. É o teste de escolha para atletas de alto rendimento.

Além disso, é importante ressaltar que é seguro realizar atividades sob orientação, mesmo pessoas portadoras de doenças, desde que orientadas e acompanhadas. Existem programas de reabilitação cardiovascular muito bem estabelecidos e as pessoas devem seguir a orientação do seu médico, educador físico e fisioterapeuta.

Um aspecto importante é observar a ocorrência de sintomas preocupantes durante a atividade física e que demandam uma avaliação especializada. Em especial, se a pessoa apresentar dor no tórax, falta de ar, desmaio ou sensação de coração acelerado durante o esforço, deverá procurar o cardiologista e suspender a atividade física até segunda ordem.

A dica é procurar orientação médica para uma prática segura da atividade física e evitar problemas no futuro.

A saúde é o nosso maior bem e, às vezes, só damos valor quando a perdemos. A mudança de estilo de vida é fundamental e traz inúmeros benefícios, mas deve ser cercada de orientação e avaliação pré-atividade física.

Como fazer atividade física?

Em linhas gerais, você deve procurar realizar mais atividades de vida diária e reduzir o tempo de inatividade. Um esquema visual foi proposto pela Universidade de Missouri, nos Estados Unidos, com o objetivo de ajudar as pessoas a se exercitarem com regularidade.

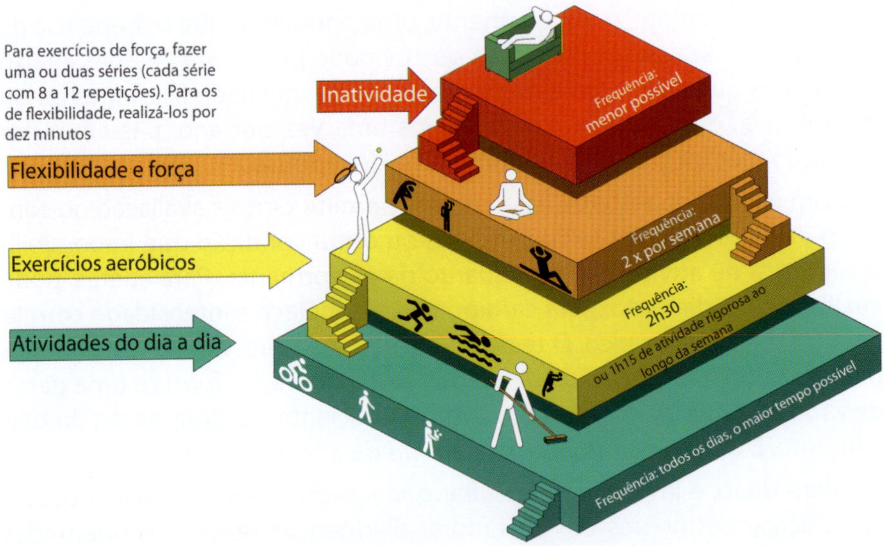

A pirâmide de atividade física foi desenvolvida pela Universidade de Missouri, nos Estados Unidos, para ajudar pessoas de 18 a 64 anos a se exercitarem com regularidade. Ela segue as Diretrizes para Atividades Físicas do Departamento de Saúde do governo americano.

Orientações gerais

Você deve incluir três tipos de exercício: exercício aeróbico (caminhadas, natação, bicicleta), exercício resistido para fortalecer a musculatura (muitas repetições e pouco peso) e alongamentos muscular e articular.

Comece com um aquecimento e alongamento por cinco a dez minutos, seguidos de, pelo menos, 10 a 45 minutos de atividade aeróbia (caminhadas, bicicleta, natação). Vá aumentando a duração da atividade progressivamente, ao longo das semanas.

Durante o exercício, sua respiração não deve ficar muito ofegante e você deve ser capaz de manter uma conversa. Se não conseguir mantê-la, diminua o ritmo. Após esse período, faça um desaquecimento de cinco minutos para retomar a calma. Essa atividade deve ser feita pelo menos três vezes por semana ou conforme orientação do seu médico.

Se você não se sentir bem durante o esforço, apresentar dor ou qualquer outro sintoma, interrompa o exercício e procure orientação do seu médico. Não é normal ter dor no peito, falta de ar, tontura, batedeira nem náuseas e vômitos.

Procure sempre alimentar-se e hidratar-se antes da atividade física. O exercício traz prazer e convívio social. Pratique-o sempre com a família ou amigos. A companhia é fundamental para manter-se ativo.

Para a prática de esportes e retorno às atividades profissionais que exigem esforço, é necessária a autorização do seu médico.

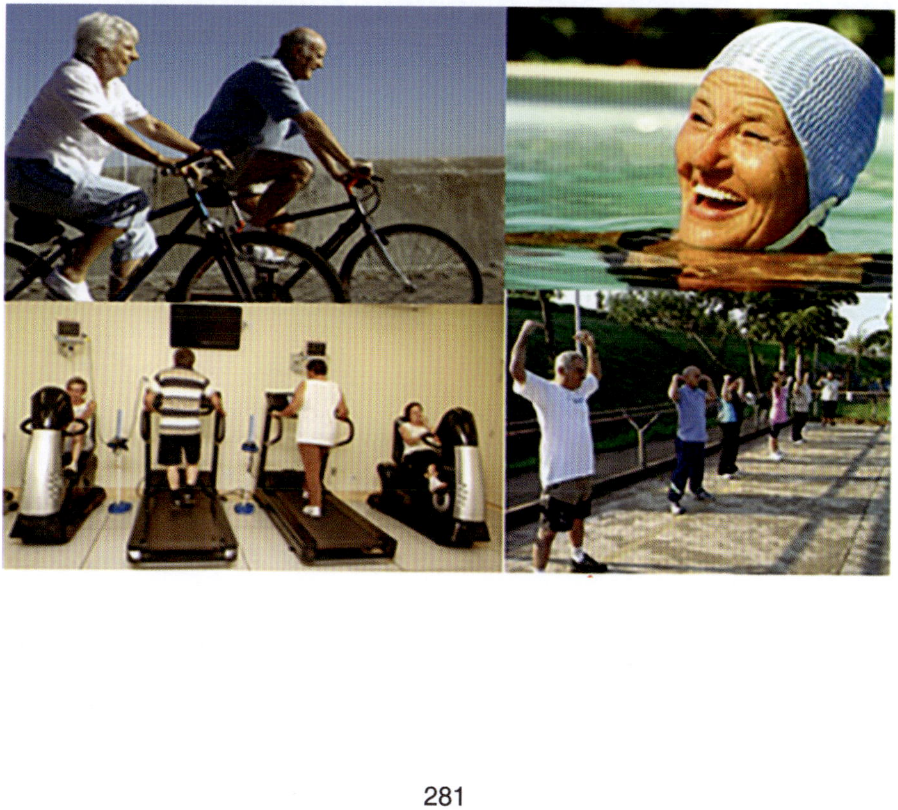

Atividade física promove muitos benefícios, mas deve proporcionar também prazer para ser incorporada como hábito e sustentada em longo prazo.

Para uma prática saudável das atividades físicas, devem ser consideradas também mudanças de estilo de vida que devem, obrigatoriamente, incluir:

Cessar o tabagismo

O tabagismo é comprovadamente deletério para a saúde por muitos motivos. Um importante motivo é que fumar aumenta muito o seu risco de ter um infarto, um novo infarto ou derrame cerebral. Além disso, fumar aumenta a pressão arterial e a frequência cardíaca e reduz o oxigênio para o seu coração.

Fumar é um vício, visto que a nicotina gera sensação de satisfação ao seu cérebro. Por isso, é difícil parar de fumar. Acompanhamento de profissionais especializados geralmente é necessário para o sucesso desse tratamento. Contudo, o principal é você entender os riscos e querer desistir desse hábito.

Controlar pressão alta, diabetes e colesterol alto

Pressão alta, diabetes e colesterol alto são fatores de risco importantes para doenças cardiovasculares. Seu correto tratamento reduzirá as complicações dessas comorbidades, inclusive diminuindo o risco de um novo infarto.

Comparecer às consultas e fazer exames e reavaliações periódicas é fundamental para o adequado controle desses fatores de risco.